Die ambulante automatische
24-h-Blutdruckmessung

B. Höfling, K. v. Hoyningen-Huene

Die ambulante automatische 24-h-Blutdruckmessung

Bedeutung für Diagnostik
und Therapie der
arteriellen Hypertonie

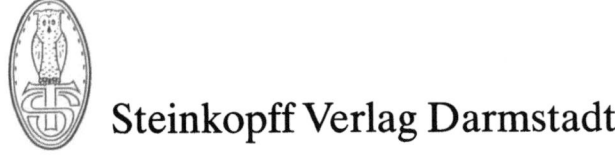

Steinkopff Verlag Darmstadt

Anschrift der Autoren:
Prof. Dr. B. Höfling
K. v. Hoyningen-Huene
Ludwig-Maximilians-Universität
Klinikum Großhadern
Marchioninistraße 15
8000 München 70

Die Deutsche Bibliothek – CIP-Einheitsaufnahme

Höfling, Berthold:
Die ambulante automatische 24-h-Blutdruckmessung :
Bedeutung für Diagnostik und Therapie der arteriellen
Hypertonie / B. Höfling ; K. v. Hoyningen-Huene. –
Darmstadt : Steinkopff, 1992
  ISBN-13:978-3-642-72492-3   e-ISBN-13:978-3-642-72491-6
  DOI: 10.1007/978-3-642-72491-6

NE: Hoyningen-Huene, Kathrin von:

Dieses Werk ist urheberrechtlich geschützt. Die dadurch begründeten Rechte, insbesondere die der Übersetzung, des Nachdrucks, des Vortrags, der Entnahme von Abbildungen und Tabellen, der Funksendung, der Mikroverfilmung oder der Vervielfältigung auf anderen Wegen und der Speicherung in Datenverarbeitungsanlagen, bleiben, auch bei nur auszugsweiser Verwertung, vorbehalten. Eine Vervielfältigung dieses Werkes oder von Teilen dieses Werkes ist auch im Einzelfall nur in den Grenzen der gesetzlichen Bestimmungen des Urheberrechtsgesetzes der Bundesrepublik Deutschland vom 9. September 1965 in der Fassung vom 24. Juni 1985 zulässig. Sie ist grundsätzlich vergütungspflichtig. Zuwiderhandlungen unterliegen den Strafbestimmungen des Urheberrechtsgesetzes.

Copyright © 1992 by Dr. Dietrich Steinkopff Verlag, GmbH & Co. KG, Darmstadt
Softcover reprint of the hardcover 1st edition 1992

Verlagsredaktion: Sabine Müller – Herstellung: Heinz J. Schäfer

Die Wiedergabe von Gebrauchsnamen, Handelsnamen, Warenbezeichnungen usw. in dieser Veröffentlichung berechtigt auch ohne besondere Kennzeichnung nicht zu der Annahme, daß solche Namen im Sinne der Warenzeichen- und Markenschutz-Gesetzgebung als frei zu betrachten wären und daher von jedermann benutzt werden dürften.

Satz: Typoservice, Alsbach

Gedruckt auf säurefreiem Papier

Vorwort

Die Entwicklung in der wissenschaftlichen Medizin der letzten Jahrzehnte ist geprägt von neuen Erkenntnissen auf zellulärer und subzellulärer Ebene bzw. durch Einblicke bis auf die Ebene der Nukleinsäuren und Proteinsynthese. Die Umsetzung solcher Erkenntnisse in die praktische medizinische Anwendung nimmt meist Jahre bis Jahrzehnte in Anspruch, hat dann allerdings grundlegende Bedeutung.

In der Weiterentwicklung der täglichen klinischen Medizin spielen in den letzten beiden Jahrzehnten technologische Entwicklungen eine führende Rolle. Sie sind oft sehr schnell umsetzbar und ändern in ihrer Summe das praktische Vorgehen bei der Behandlung von Kranken in jüngster Zeit rasch und oft auch weitreichend. Neben den großen und spektakulären Leistungen beispielsweise auf dem Gebiet der bildgebenden Verfahren, im Bereich des Organersatzes oder auf dem Gebiet mikrochirurgischer Techniken und Kathetertechniken sind auch andere Neuentwicklungen von großer Bedeutung, die bisher noch nicht mit genügender Aufmerksamkeit registriert wurden. Hierzu gehört auch die ambulante automatische 24-h-Blutdruckmessung. Dieses jederzeit anwendbare und für den Patienten wenig belastende Verfahren gibt einen genauen Einblick in eine Erkrankung, die besonders häufig vorkommt und bezüglich der vielfältigen Krankheitsfolgen als sehr bedeutsam einzuschätzen ist.

Zu den Tücken dieser Krankheit gehört jedoch, daß der Meßwert schon unter physiologischen Bedingungen stark schwankt, so daß die Hypertonie durch den punktuellen Blutdruckmeßwert allein nur sehr schlecht zu charakterisieren ist. Gesunde können in bestimmten Situationen stark erhöhte Werte zeigen und unter Umständen sogar fälschlicherweise als „hypertoniekrank" eingestuft werden. Dies hätte dann die unangenehme Konsequenz, daß eine mitunter lebenslange Therapie mit den entsprechenden Nebenwirkungen eingeleitet wird.

Neben der Diagnosestellung beinhaltet auch die Therapiekontrolle einige erhebliche Schwierigkeiten. Selbstmessungen scheitern mitunter an fehlender Patientencompliance oder einfach an der sich einstellenden Meßungenauigkeit auch ehemals genau geeichter Geräte.

Mit der Methode der 24-h-Blutdruckmessung steht heute eine sehr zuverlässige, leicht anwendbare, patientenfreundliche und aussagekräftige Methode zur Verfügung, die das Management einer Volkskrankheit hinsichtlich Diagnosestellung und Therapiekontrolle erheblich erleichtert. Die Meßgenauigkeit wird bei jedem An- und Ablegen des Gerätes überprüft.

In den letzten Jahren wurde die Methode ständig weiterentwickelt und hat aufgrund ihrer überzeugenden Leistungen und klaren praktischen Konsequenz eine sehr schnelle Akzeptanz erfahren. So mußte bei systematischen Untersuchungen durch Erkenntnisse der 24-h-Blutdruckmessung die Diagnose in ca. 20 % der Fälle korrigiert werden, und eine als ausreichend eingestufte Therapie bewies sich in 20–40 % der Fälle als verbesserungsbedürftig. Es ist damit zu rechnen, daß in näherer Zukunft zumindest in den meisten Allgemein- und Internistenpraxen die Technik routinemäßig zur Verfügung stehen wird.

Wir hielten es deshalb für wichtig, zum jetzigen Zeitpunkt eine systematische Abhandlung über die Technik der ambulanten 24-h-Blutdruckmessung zu verfassen. Die verfügbaren Geräte werden hinsichtlich ihrer Zuverlässigkeit, Reproduzierbarkeit und Anwendbarkeit analysiert. Es wird auf zukünftige Geräteentwicklungen unter Integration von 24-h-Elektrokardiogrammen eingegangen, und es werden Geräte vorgestellt, die eine Mehrfachmessung durch den Patienten selbst gestatten. Ferner wird das normale 24-h-Profil charakterisiert und die verschiedenen Formen der pathologischen Abweichungen beschrieben. Nicht zu vernachlässigen ist die Aussagefähigkeit der nächtlichen Blutdruckregistrierung und die eventuelle Bedeutung der Methode für das Krankheitsbild der Herzinsuffizienz. Der besondere Schwerpunkt der Abhandlung liegt darin, anhand von größeren Patientenkollektiven die Bedeutung der 24-h-Blutdruckmessung für die Diagnosestellung und die Therapie der Hypertonie darzulegen.

Die Verfasser

Oktober 1992

Inhaltsverzeichnis

Vorwort V

1. **Einleitung** 1
   1.1. Hypertonie als Risikofaktor 3
   1.2. Definition der Hypertonie 4
   1.3. Medikamentöse Strategien 7

2. **Die Technik der Blutdruckmessung** 9
   2.1. Die direkte invasive Messung 9
   2.2. Indirekte, nicht invasive Meßmethoden ... 10
   2.2.1. Auskultatorische Messung 10
   2.2.2. Oszillometrische Messung 11

3. **Methodik der indirekten ambulanten 24-h-Blutdruckmessung** 12
   3.1. Methodik 12
   3.2. Geräte und ihre Handhabung 14

4. **Validierung der Methode** 28

5. **Reproduzierbarkeit der Methode** 34

6. **Normales 24-h-Profil** 42

7. Pathologisches 24-h-Profil 46
7.1. typische Formen der Hypertonie im 24 Stunden Blutdruckprofil 46
7.2. Korrelation zwischen 24h Blutdruckbefund und Belastungshypertonie (Ergometrie) 48
7.3. Korrelation zwischen 24-h-Blutdruckbefund und Hypertrophiezeichen bzw. Organschädigung 49
7.4. Aufhebung der Tag-/Nachtrhythmik 50
7.5. Sondergruppen 60
7.5.1. Nieren-Patienten 60
7.5.2. Frauen 61
7.5.3. Kinder 64
7.5.4. Herztransplantierte 64
7.5.5. Diabetes-mellitus-Patienten 65

8. Bedeutung der 24-h-Blutdruckmessung 66
8.1. Bedeutung der 24-h-Blutdruckmessung für die Hypertoniediagnostik 66
8.2. Bedeutung der 24-h-Blutdruckmessung für antihypertensive Therapiestrategien 73
8.3. Mögliche Bedeutung der 24-h-Blutdruckmessung für die Herzinsuffizienz 77

9. Die Langzeitmessung mittels automatischer Blutdruckmeßgeräte mit Speichermöglichkeit 82

10. Ausblick 86

Literatur 88

Stichwortverzeichnis 93

1. Einleitung

Die Herz- und Kreislauferkrankungen stellen die häufigste Todesursache in der Bevölkerung dar.

Dies gilt in allen Abschnitten dieses Jahrhunderts, obwohl ansonsten das Spektrum der vorherrschenden Todesursachen bemerkenswerte Verschiebungen erfahren hat. So ist z.B. eine Infektionskrankheit wie die Tuberkulose, die am Anfang unseres Jahrhunderts noch eine der Haupttodesursachen bildete (Abb. 1), heute beinahe bedeutungslos

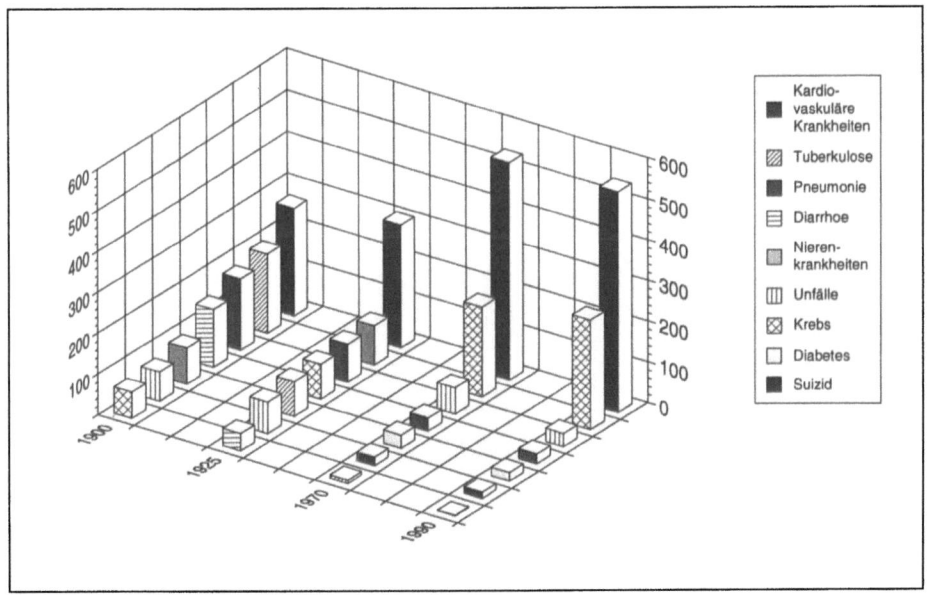

Abb. 1. Todesfallstatistik in Deutschland in den Jahren 1900, 1925, 1970 und 1990

geworden; Unfälle und Tumorleiden dagegen haben stark zugenommen (Abb. 2). In allen Jahrzehnten aber standen die kardiovaskulären Erkrankungen an der Spitze der amtlichen Sterbestatistik der Industrienationen. So auch in der Bundesrepublik Deutschland; die Ent-

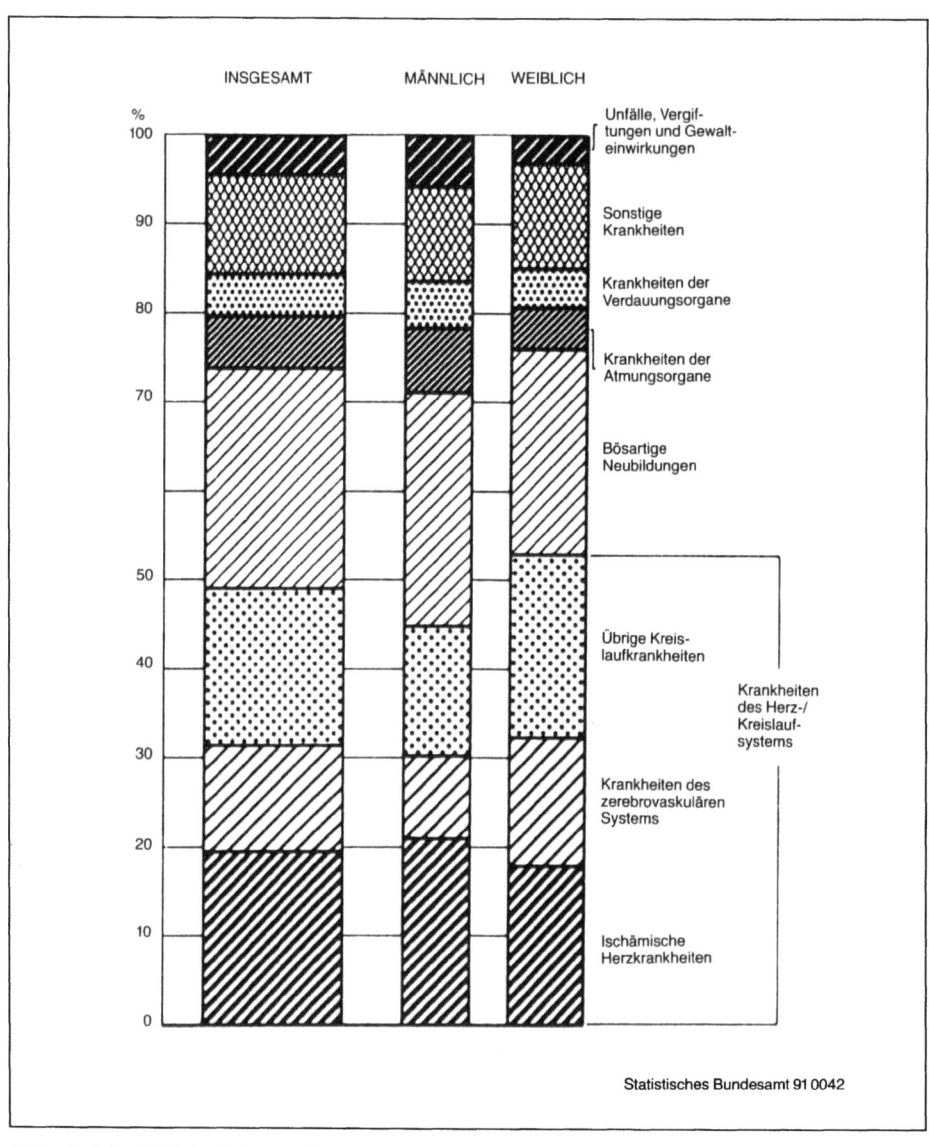

Abb. 2. Schaubild der Haupttodesursachen in Deutschland 1989 (Werte des statistischen Bundesamtes)

wicklung der Rate der durch kardiovaskuläre Ereignisse bedingten Todesfälle ist in Abb. 3 dargestellt.

Mehrere *Faktoren* begünstigen die Arterioskleroseentstehung und erhöhen damit das kardiovaskuläre Risiko. Hierzu gehören Alter, männliches Geschlecht, Rauchen, Hyperlipidämie, Diabetes mellitus, Menopause, Adipositas und orale Kontrazeptiva; als einer der wichtigsten kardiovaskulären Risikofaktoren wird eine pathologische Erhöhung des arteriellen Blutdrucks (Hypertonie) angesehen.

1.1. Hypertonie als Risikofaktor

Die arterielle Hypertonie ist ein häufiges und zudem oft unerkanntes Krankheitsbild mit einem Vorkommen von etwa 20 % in der erwachsenen Bevölkerung der westlichen Länder. Nur selten verursacht ein hoher Blutdruck *Akutsymptome* wie Schwindel und Kopfschmerz oder Sofortkomplikationen wie z.B. zerebrale Blutungen mit der Folge eines apoplektischen Insults oder ein Lungenödem. Zu Akut-

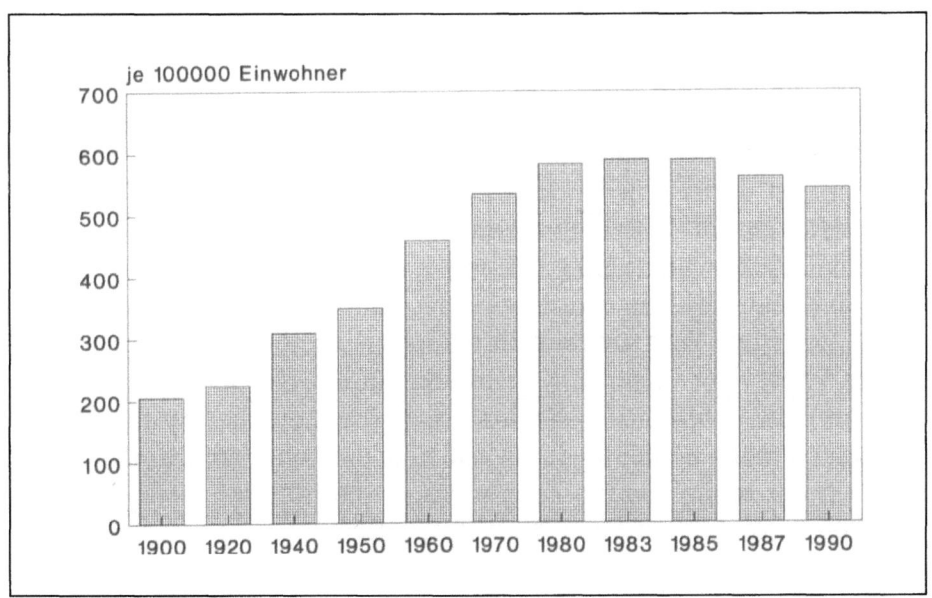

Abb. 3. Todesfälle durch Herz-Kreislauferkrankungen: Entwicklung in diesem Jahrhundert (1900-1990). Bis Anfang der 80er Jahre nahmen sie ständig zu, dann wurde ein Plateau erreicht und inzwischen zeigen sie sogar eine absteigende Tendenz, deren Ursache nicht sicher zu eruieren ist.

schädigungen oder Akutsymptomen wie pektanginöse Beschwerden, Auslösung eines Myokardinfarktes oder einer Niereninsuffizienz kommt es im Normalfall erst nach chronischer Vorschädigung durch eine Hypertonie, die sich in der Regel allmählich steigert. Somit ist die arterielle Hypertonie eine Erkrankung, die über lange Zeit ohne Symptome bleibt. Die Patienten fühlen sich subjektiv wohl, und die Erkrankung wird erst dann erkannt, wenn es bereits zu Folgeschäden gekommen ist. Diese wiederum sind allenfalls partiell reversibel.

Daher ist allgemein anerkannt, daß die arterielle Hypertonie durch Screeninguntersuchungen frühzeitig diagnostiziert (46, 86) und behandelt werden sollte (43, 37). Studien belegen, daß durch medikamentöse Blutdrucksenkung die Rate der typischen Folgeerkrankungen (Apoplex, koronare Herzkrankheit, Myokardinfarkt, arterielle Verschlußkrankheit etc.) herabgesetzt werden kann (70, 73).

Klinische Zeichen einer arteriellen Hypertonie sind neben hohen Blutdruckwerten eine Retinopathie, Symptome einer Linksherzhypertrophie und Arteriosklerose in den verschiedenen Organen mit der entsprechenden Vielfalt der Krankheitsbilder.

1.2. Definition der Hypertonie

Obwohl der Blutdruck durch „mmHg"-Werte gut quantifizierbar erscheint und die Meßmethode des Blutdrucks, die von Riva-Rocci schon Anfang dieses Jahrhunderts eingeführt wurde, auch heute noch unverändert anerkannt ist, fällt es nicht leicht, die *Definition „arterielle Hypertonie"* vorzunehmen. Dies hängt damit zusammen, daß auch in ausführlichen Untersuchungen (57, 60, 71) nicht genau belegt werden konnte, welche Blutdruckwerte zu welchen Schädigungen führen, ab welchem Wert also ein Blutdruck als „pathologisch" zu definieren ist. Es ist aber vernünftig anzunehmen, daß die Schädigung um so eher auftritt, je höher die Werte sind. Ferner sprechen systematische Untersuchungen eindeutig dafür, daß dem diastolischen Blutdruck hinsichtlich der schädigenden Folgewirkung ein höherer Stellenwert zukommt als dem systolischen Blutdruck (60).

Bekanntermaßen sind aber einmalig hohe Blutdruckwerte durchaus nicht als dramatisch anzusehen, wohingegen scheinbar nur „leicht erhöhte" Werte, wenn sie permanent vorherrschen und sogar nachts fortbestehen, eine erhebliche Belastung darstellen können.

Die Unsicherheit in der Definition der Hypertonie ergibt sich schon aufgrund des bekannten Phänomens, daß der Blutdruck bei einer individuellen Person kein konstanter, jederzeit reproduzierbarer Wert ist, sondern deutlichen Schwankungen unterliegt. Darüberhinaus können ganz alltägliche Ereignisse dazu führen, daß der Blutdruck mitunter erheblich ansteigt. Diese Reaktion ist durchaus als physiologisch und nicht obligat als pathologisch zu werten. Zu solchen überhöhte Werte prädisponierenden Umständen gehört auch die Situation des Blutdruckmessens, insbesondere dann, wenn die Messung von einem Arzt – und dann vielleicht auch noch in Eile – durchgeführt wird („Praxishypertonie", „Weißkittel-Hypertonie").

Diese natürlichen Variationen des Blutdrucks sind so ausgeprägt, daß auch Normotoniker erhöhte Werte zeigen können und dadurch fälschlicherweise als Hypertoniker eingestuft werden.

Unter Berücksichtigung dieser bekannten Blutdruckvariationen wird in den Lehrbüchern sowie durch die WHO der Begriff „Hypertonie" wie folgt definiert: Blutdruckwerte, die systolisch über 160 und diastolisch über 95 mmHg liegen, ermittelt in einer mindestens dreimaligen Messung an drei verschiedenen Tagen innerhalb von vier Wochen in sitzender Körperhaltung nach 5 Minuten Ruhe (13).

Es gibt verschiedene Ansätze, die Hypertonie in *Gruppen* zu unterteilen. Eine Einteilung geht davon aus, daß eine Hypertonie bei Werten von 160/95 mmHg beginnt. Eine *Grenzwerthypertonie* wäre demnach ein Blutdruck, der zwischen 140/90 und 160/95 mmHg liegt; unterhalb eines Wertes von 140/90 mmHg gilt hier ein Blutdruck als normal. Die spätere Darstellung wird aber noch zeigen, daß dieser Wert, würde er 24 Stunden lang bestehen, durchaus als pathologisch zu betrachten wäre (siehe Kapitel 7.4., S. 50 ff).

Die WHO unterscheidet nach dem diastolischen Blutdruckwert drei Schweregrade der Hypertonie: Von einer *milden Hypertonie* wird bei diastolischen Werten bei 90 – 104 mmHg gesprochen; diastolische Werte von 105 – 114 mmHg werden als *mittelschwere* und Werte über 115 mmHg als *schwere Hypertonie* klassifiziert. Liegt der diastolische Wert im Normbereich und ist nur der systolische Wert erhöht (über 160 mmHg), so spricht man von einer isolierten systolischen Hypertonie (ISH), welche häufig bei älteren Menschen aufgrund der verminderten Gefäßcompliance beobachtet wird.

Eine dritte Einteilung ist abhängig von der Organschädigung. Hier ist das *Stadium 1* durch fehlende objektivierbare organische Veränderungen gekennzeichnet. In *Stadium 2* tritt mindestens eine der nachfolgenden Organveränderungen auf: linksventrikuläre Hypertrophie, generalisierte und lokale Einengung der Retinaarterien, Proteinurie und/oder geringfügig erhöhtes Serumkreatinin. In *Stadium 3* schließlich sind zu beobachten: Linksherzversagen, zerebrale Hämorrhagie, hypertensive Enzephalopathie, retinale Hämorrhagie und Exsudatbildung mit oder ohne Papillenödem.

Es ist üblich, zumindest einen Teil dieser Routinemessungen von ärztlichem Hilfspersonal durchführen zu lassen, um dem „Weißkitteleffekt" bei der Messung durch den Arzt zu entgehen. Trotz dieser Vorsichtsmaßnahmen bleibt eine permanente Ungewißheit, ob selbst bei häufigen Blutdruckmessungen ein repräsentatives Bild des Blutdruckverhaltens entsteht.

Eine Alternative ist die Selbstmessung durch den Patienten, doch bleibt die Unsicherheit bestehen, ob die Meßgeräte – selbst bei anfänglicher exakter Eichung – dauerhaft zuverlässige Daten liefern. Auch besteht selbst bei regelhafter Meßtechnik durchaus keine Sicherheit, ob die festgehaltenen Werte exakt genug bestimmt sind.

Dies gilt übrigens auch für den Klinikalltag: Man muß sich nur vor Augen führen, in welcher Hetze von knappem Pflegepersonal täglich Messungen an stationär aufgenommenen Patienten vorgenommen werden. Es ist nur allzu verständlich, daß diese Konzentration fordernde Leistung nicht immer mit genügender Sorgfalt durchgeführt werden kann und leichtfertig Ungefährwerte „gehört" werden. Selbst in hochqualifizierten Kliniken ist man aufgrund des Pflegekräftemangels dazu übergegangen, Blutdruckmessungen nur noch einmal täglich vorzunehmen.

Etwa 80 bis 90 % der Hypertonien sind „*essentiell*" oder „*primär*", d.h. eine erkennbare Ursache für die überhöhten Blutdruckwerte kann mit den heute zur Verfügung stehenden Untersuchungsmethoden nicht ausgemacht werden. Die essentielle Hypertonie manifestiert sich meist erst zwischen dem 30. und 50. Lebensjahr oder noch später, kann aber auch sehr früh, mitunter sogar im Kindesalter auftreten. Die Störung der Blutdruckregulation ist multifaktoriell bedingt: hereditäre Disposition, Konstitution und endokrine Fehlsteuerungen spielen eine begünstigende und oft additive Rolle. Ebenso sind auch ungünstige Lebensumstände, z.B. Streß, unausgewogene, insbesondere salzreiche Kost, Alkoholabusus oder Übergewicht Auslösefaktoren.

Die verbleibenden Hypertonien sind *sekundär* bedingt. Ihre häufigste Ursache ist renaler Art. Renoparenchymatöse Hypertonien, hervorgerufen durch parenchymatöse Nierenerkrankungen und -tumoren sowie renovaskuläre Hypertonien, bedingt durch eine Nierenarterienstenose, machen ca. 7 % der Fälle aus. Endokrin (bei Phäochromozytom, Cushing-/Conn-Syndrom, Akromegalie), neurogen oder kardiovaskulär (z.B. bei Aortenisthmusstenose) bedingte Hypertonien bilden nur ca. 1 % der Hypertonieerkrankungen.

1.3. Medikamentöse Strategien

Zu den derzeit unumstrittenen Prinzipien des ärztlichen Handelns gehört es, daß Patienten mit einer erkannten Hypertonie medikamentös behandelt werden. Die aufgezeigten Probleme bei der Diagnosestellung treffen natürlich in gesteigertem Maße auf die *Therapiekontrolle* zu. Es stellt sich die Frage, ob punktuelle Messungen – insbesondere unter den artifiziellen Bedingungen eines Klinikaufenthaltes oder Praxisbesuches – ausreichend sind, um den Blutdruck richtig einzustellen und eine „Übertherapie" zu vermeiden. Ein genauerer Einblick in das Blutdruckverhalten über den ganzen Tag hinweg und in den Nachtstunden würde hier die Entscheidung erleichtern, wann die medikamentöse Therapie begonnen und wie sie geführt werden soll. Eine genaue Kontrolle während der Einstellungsphase und auch in der Zeit danach wäre hilfreich, um die für den Patienten optimale Dosis des Therapeutikums und das richtige Applikationsintervall zu finden (42). Es ist durchaus anzunehmen, daß ein Teil der sog. Medikamentennebenwirkungen durch medikamenteninduzierte Hypotensionen bedingt sind und damit fehlinterpretiert werden; mitunter wird sogar ein wirksames Medikament abgesetzt, anstatt die Dosis zu reduzieren und damit zum Erfolg zu kommen. So kann ein einmalig hoher Wert bei der punktuellen Messung zu der falschen Schlußfolgerung verleiten, ein Patient sei ungenügend therapiert (35).

Abb. 4 zeigt den Blutdruckverlauf eines Patienten vor und nach suffizienter Therapie. Bei der 24-h-Kontrollmessung war nur ein Wert, der während eines Arztbesuches erfaßt wurde, erhöht. Aufgrund der 24-h-Blutdruckmessung konnte der Patient ohne Therapieänderung als gut eingestellt entlassen werden.

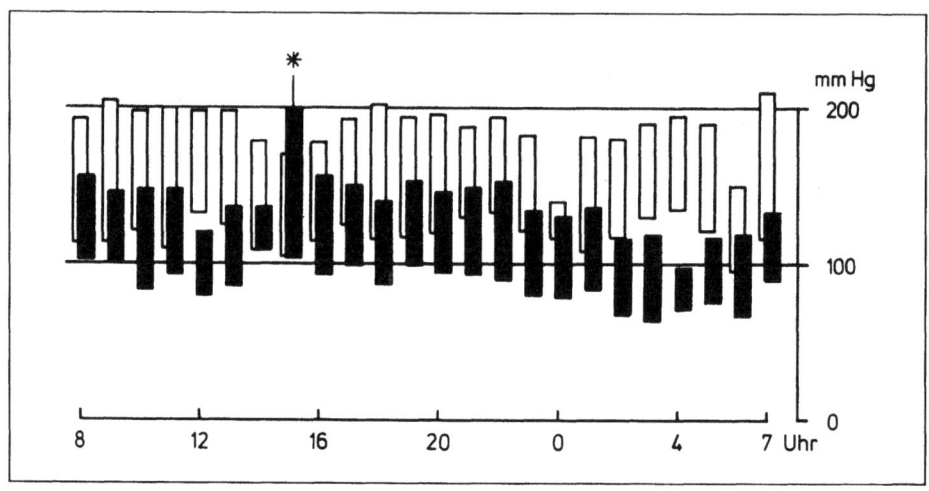

Abb. 4. Blutdruckwerte vor und nach zweiwöchiger antihypertensiver Therapie bei einem 30jährigen Patienten (* Vorstellung in der Ambulanz)

Es ist daher ein Absinken der Rate der Nebenwirkungen bzw. der Unverträglichkeitserscheinungen unter Hypertonietherapie im Zuge von Langzeitkontrollen zu erwarten.

Alle diese Überlegungen führen dazu, für die Volkskrankheit Hypertonie nach einem genaueren diagnostischen Verfahren zu suchen, das idealerweise eine lückenlose Blutdruckregistrierung über den ganzen Tag hinweg gewährleistet. Zwar läßt sich das Erreichen dieses Ideals im Moment noch nicht absehen; die Entwicklung der *intermittierenden ambulanten 24-h-Blutdruckkontrolle,* die Messungen in 20- bis 60minütigen Abständen ermöglicht, stellt jedoch einen wertvollen Schritt in diese Richtung dar.

Das vorliegende Buch widmet sich den bis heute bekannten technischen Aspekten und Einflüssen der ambulanten 24-h-Blutdruckmessung auf Diagnosestellung und Therapie der Hypertonie. Methodik, Validierung und Reproduzierbarkeit der 24-h-Blutdruckmessung werden dargestellt, auf normale und pathologische Blutdruckprofile wird bezuggenommen. Es stellt sich die Frage, ob – mit der 24-h-Blutdruckmessung im Hintergrund – die arterielle Hypertonie, insbesondere ihr schädigendes Potential, bzw. ihre prognostische Bedeutung, neu definiert werden muß.

Die 24-h-Blutdruckkontrolle könnte jedoch auch für die Einschätzung und Behandlung einer anderen Volkserkrankung, der Herzinsuffizienz, von Bedeutung sein.

2. Die Technik der Blutdruckmessung

2.1. Die direkte, invasive Methode

Ende der 70er Jahre wurden parallel in England von Bevan et al. (11) und in Deutschland von Bachmann et al. (3) Methoden zur ambulanten direkten intraarteriellen Blutdruckmessung entwickelt. Sie ermöglicht eine „beat to beat"- Analyse, d.h. eine Registrierung und Auswertung von über 120.000 Meßpunkten innerhalb von 24 Stunden.

Bei der *„Oxford-Methode"* von Bevan et al. erfolgt die Druckregistrierung durch einen Arteria-brachialis-Katheter, der mit einer Druckgegenspülung verbunden ist. Die Druckaufnahme geschieht durch ein Statham-Element; die Druckgegenspülung und das Statham-Element sind in einem Brustbeutel integriert. Die Druckmeßwerte werden kontinuierlich mittels eines tragbaren Bandaufnahmegerät gespeichert und später computergestützt ausgewertet.

Bei der *Methode von Bachmann et al.* wird transfemoral ein sogenannter Ödman-Ledin Katheter appliziert (3). Die Daten werden telemetrisch übertragen; dies stellt einen entscheidenden Fortschritt gegenüber der Oxford-Methode dar.

Die bei der invasiven Methode erforderliche Dauerkatheterisierung beinhaltet freilich das Risiko einer Blutung, einer Infektion oder einer Nervenschädigung; so konnten sich die genannten Methoden nicht für die Routinemessung etablieren. Sie werden nur selten, meist auf der Intensivstation oder bei besonderen wissenschaftlichen Fragestellungen, angewandt (14, 39).

2.2. Indirekte, „unblutige" Meßmethoden

2.2.1. Auskultatorische Messung

Riva-Rocci entwickelte aus dem von Siegfried von Basch erfundenen Sphygmomanometer (Abb. 5) seine bis heute gültige Methode der *unblutigen, auskulatorischen Blutdruckmessung*. Hierbei wird eine 12 bis 13 cm breite, aufblasbare Gummimanschette, die mit einem Quecksilbermanometer verbunden ist, oberhalb der Ellenbeuge um den Oberarm gelegt. Anschließend wird die Manschette aufgeblasen bis der arterielle Maximaldruck (systolischer Druck) überstiegen ist. Ein Stethoskop wird locker über der Arteria brachialis aufgesetzt und nun der Druck langsam verringert. Systolischer und diastolischer Wert werden anhand des Auftretens (Phase I) bzw. Verschwindens (Phase V) der pulssynchronen Töne (Korotkow-Töne) auf der Quecksilbermanometerskala abgelesen.

Durch die fixierte Breite der Manschetten können bei adipösen Patienten zu hohe Blutdruckwerte, bei Kindern oder kachektischen Per-

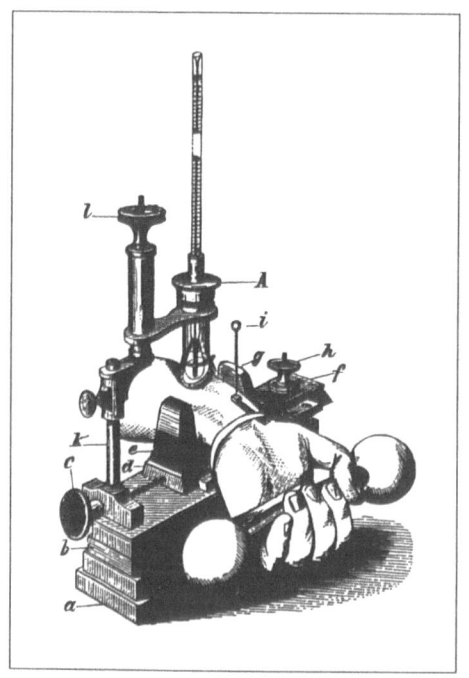

Abb. 5. Indirekte, nichtinvasive Blutdruckmessung nach Siegfried von Baschs Sphymomanometer (nach S. v. Basch, Über die Messung des Blutdrucks am Menschen, Zeitschrift für klinische Medizin 1881; 2, S. 79 – 96)

sonen zu niedrige Werte abgelesen werden; dies kann durch eine Variation der Manschetten teilweise verhindert werden (15, 86).

Eine bestehende massive Arteriosklerose mit verminderter Komprimierbarkeit der Gefäße führt bei indirekter Messung zu fälschlicherweise erhöhten Werten und zu einer zu weiten Blutdruckamplitude (d.h. Differenz zwischen systolischem und diastolischem Wert). Der größte Nachteil der auskultatorischen Messung aber ist ihre Geräuschempfindlichkeit: Nebengeräusche, sogar Muskelkontraktionen können die Messung beeinträchtigen.

2.2.2. Oszillometrische Messung

Hier werden die *Schwingungen des arteriellen Blutflusses* gemessen: Die Pulswelle, die, vom Herzen initiiert, rhythmisch durch die arterielle Strombahn läuft, ist eine Volumendruck-Welle. Maximal- und Minimalwert dieser Pulswellen stellen periodische Oszillationen um einen Mittelwert dar. Der höchste Wert dieser Pulskurve ist der systolische Blutdruck, der Minimalwert der diastolische Blutdruck, die Differenz die Blutdruckamplitude.

Gemessen wird mit Hilfe einer Druckmanschette und einem Pulsabnehmer.

Der Hauptnachteil dieser Methode sind Artefakte, die durch Bewegung entstehen können; daher muß sich der Patient während der Messung sehr ruhig verhalten. Dies ist jedoch methodisch vertretbar, da der Blutdruck dadurch nicht signifikant verändert wird.

3. Die Methodik der indirekten ambulanten 24-h-Blutdruckmessung

3.1. Methodik

Technische Weiterentwicklungen erlauben es heute, den arteriellen Blutdruck ambulant, ohne wesentliche Beeinträchtigung des Patienten in seiner alltäglichen Umgebung über 24 Stunden in beliebigen Zeitabständen zu erfassen (ABDM: Ambulatory Blood Pressure Monitoring). Die Blutdruckmessung beruht auf dem bekannten Prinzip nach Riva-Rocci, wobei eine um den Oberarm liegende Manschette, die mit einem ABDM-Gerät verbunden ist, zu Beginn des Meßzyklus durch Füllung mit Luft die Oberarmarterie komprimiert (78).

Solch ein Blutdruckmeßsystem besteht im wesentlichen aus drei Teilen: erstens aus dem Monitor mit Signalerfassung und Auswerteelektronik, dessen Mikroprozessor das Aufpumpen und Ablassen des Manschettendrucks steuert, zweitens aus dem Datenspeicher mit Energieträger und drittens aus der Blutdruckmanschette, ggf. mit einem Mikrophon.

Der Blutdruck kann je nach Gerätetyp oszillometrisch und/oder durch die Korotkow-Geräusche auskultatorisch erfaßt werden (Siehe Kap. 2.2., S. 10 f). Beide Methoden haben Vor- und Nachteile, die sich wohl die Waage halten (41). Anfangs waren die auskultatorischen Gerätetypen in der Mehrheit. Da aber die auskultatorische Messung leicht durch Nebengeräusche gestört werden kann, verfügen manche dieser Gerätetypen über eine EKG-Triggerung zur Reduzierung von Artefakten. Hierbei ist das Anlegen dreier Elektroden über dem Brustkorb erforderlich. Andere auskultatorische Geräte differenzieren Nebengeräusche von den Korotkow-Tönen mittels zweier in der Manschette integrierter Mikrofone.

Bei der oszillometrischen Meßmethode dient die gesamte Manschette als Sensor. Die Oszillationspulse von zwei aufeinander folgenden Herzschlägen werden auf der gleichen Druckstufe miteinander verglichen. Der systolische Blutdruck wird über die prämaximalen und der diastolische Blutdruck über die postmaximalen Oszillationen einer aufgeblasenen, okkludierenden Oberarmmanschette berechnet. Diese Meßmethode kann jedoch durch Bewegung beeinträchtigt werden, daher ist eine Messung während körperlicher Belastung kaum möglich.

Störungen wie Bewegungen, Nebengeräusche, zu lockeres oder zu straffes Anlegen der Manschette, ein Abknicken oder Leck des Schlauch-Manschetten-Systems, ein ungenauer Sitz der Mikrofone, ein zu schwacher Energieträger oder Herzrhythmusstörungen führen zu Fehlmessungen, die als solche im Blutdruckprofil gekennzeichnet und entsprechend kodiert sind. In diesen Fällen findet nach einer etwa zweiminütigen Pause eine Wiederholungsmessung statt.

Die Parameter systolischer und diastolischer Blutdruck sowie die Herzfrequenz werden in Zeitintervallen entsprechend den Vorgaben des Untersuchers registriert und nach Beendigung der ambulanten Messung durch Einlesen in einen PC statistisch ausgewertet. Je nach Software-Ausstattung können die Blutdruck- und Pulswerte statistisch und/oder graphisch aufgearbeitet werden. Zur grundsätzlichen statistischen Analyse gehört eine Angabe über die Gesamtanzahl der Messungen und über die Anzahl der Fehlmessungen; außerdem sollte der Mittelwert und der Median des Gesamt-, Tages- und Nachtblutdrucks errechnet werden (21).

Die Geräte pumpen bei der ersten Messung die Manschette bis zu einem vorgegebenen Druckwert auf. Bei den darauffolgenden Meßvorgängen wird der zuletzt gemessene systolische Druck um jeweils 30 mmHg überschritten. Sollte der tatsächliche Druck noch höher liegen, wird der Manschettendruck so lange vergrößert, bis keine Oszillationsimpulse bzw. Korotkow-Geräusche mehr registriert werden. Die Druckablaßgeschwindigkeit beträgt in der Regel 3 bis 5 mmHg pro Sekunde.

Bei einigen der angebotenen Fabrikate von 24-h-Blutdruckmeßgeräten lassen sich die Meßintervalle zwischen 1 und 120 Minuten frei programmieren; dabei besteht häufig die Möglichkeit, den Tag in bis zu vier Bereiche zu unterteilen. Bei anderen Geräten hingegen kann man nur zwischen bereits vorgegebenen, festen Meßintervallen wählen.

Der Patient kann selbst zusätzliche Messungen per Knopfdruck auslösen.

Name, Geburtsdatum oder nähere Informationen über den Patienten z.B. medikamentöse Behandlung, Anamnese oder Indikation zur 24-h-Blutdruckmessung können eingegeben werden.

Der Meßbereich der Geräte liegt in der Regel zwischen systolischen Werten von ca. 70 bis 280 mmHg und diastolisch Werten von ca. 40 bis 160 mmHg.

Als Energieträger können entweder Akkus verwendet werden (z.B. bei PressureScan, TM-2420, Tonoport) oder 1,5 Volt-Batterien, die auch wiederaufladbar sein können. Eine Meßdauer von bis zu 72 Stunden oder ca. 380 Messungen sind mit dieser Energieversorgung je nach Druckhöhe und Meßintervall möglich.

Das Gewicht der heutigen Geräte liegt deutlich unter 500 g. Die Pumpen sind geräuscharm (unter 20 db), und ihre Lautstärke wird durch Isoliertragetaschen noch weiter reduziert.

Die Patientenakzeptanz ist nach unserer jahrelangen Erfahrung mit täglich mehrfachen und sehr umfassenden Auswertungen ausgesprochen gut (78). Auch nächtliche Messungen werden meist ohne Probleme toleriert. Jedoch geben bei den erfragten subjektiven Nebenwirkungen trotz der Geräuschreduktion ca. 20 % der Patienten leichte Schlafstörungen an. Probleme entstehen auch bei Bewegung des Patienten: Der Einsatz während körperlicher Arbeit, beim sportlichen Training oder beim Laufen ist nur eingeschränkt möglich. Die Patienten dürfen während der Messung den Arm nicht bewegen, um die Anzahl der Fehlmessungen zu verringern.

Auch bei Vorliegen einer absoluten Arrhythmie kann die 24-h-Blutdruckmessung kaum erfolgreich eingesetzt werden; am ehesten ist dies noch mit EKG-getriggerten Geräten (wie beispielsweise dem Accutracker II/104) möglich.

3.2. Geräte und ihre Handhabung

Es ist abzusehen, daß in der nächsten Zeit viele neue Geräte zu 24-h-Blutdruckmessung, die bisher noch auf ihre Zulassung warten, auf dem Markt erscheinen werden; es besteht ein großes Bedürfnis von Seiten der Ärzteschaft nach einer besseren Statistik- und Graphikaufarbeitung, einfacherer Handhabung, leichteren und noch leiseren Geräten mit einer noch besseren Patientencompliance und vor allem nach einem günstigeren Gerätepreis (44, 74).

Derzeit sind in Deutschland folgende Geräte durch die Physikalisch-Technische Bundesanstalt (PTB) zugelassen (baugleiche Geräte sind jeweils unter einer Nummer zusammengefaßt):

1. *Accutracker II*   Vertrieb Reynolds GmbH, Feucht
2. *CH-Druck*   Vertrieb Disetronic Medical Systems AG, CH-Burgdorf
   ERKA Pressure Scan Vertrieb ERKA, Bad Tölz
   Vertrieb BMT, Oberpfaffenhofen
3. *Medilog ABP*   Vertrieb Oxford Instruments Deutschland GmbH, Wiesbaden
4. *PHYSIO-PORT*   Vertrieb PAR Medizintechnik GmbH, Berlin
5. *SL 90207*   Vertrieb SpaceLabs GmbH, Kaarst
6. *SL 90202*   Vertrieb SpaceLabs GmbH, Kaarst
7. *TM-2420*   Vertrieb Bosch & Sohn (boso), Jungingen, Vertrieb berning diagnostic, Geesthacht
8. *Tonoport*   Vertrieb Hellige GMBH, Freiburg i. Br.
   PHYSIO-PORT II   Vertrieb PAR Medizintechnik GmbH, Berlin
9. *Tonoport II*   Vertrieb Hellige GMBH, Freiburg i. Br.
   PHYSIO-PORT III   Vertrieb PAR Medizintechnik GmbH, Berlin

Nichtinvasive ambulante Blutdruckmeßgeräte unterliegen in der Bundesrepublik Deutschland der Eichpflicht; sie müssen sich der Bauartprüfung durch die PTB und einer klinischen Erprobung unterziehen, ehe sie die Zulassung erhalten. In der Bauartprüfung der PTB werden folgende Eigenschaften untersucht:
– Meßrichtigkeit,
– Darstellung der Meßergebnisse in gesetzlichen Maßeinheiten,
– Meßbeständigkeit,
– Unempfindlichkeit gegenüber äußeren Einflüssen,
– Möglichkeit einer eichtechnischen Versiegelung des Gerätes.

Fünf 24-h-Blutdruckmeßgeräte (SpaceLabs 90207, Accutracker II, Pulse-Trend, CH-Druck, TM-2420) und gekoppelte Langzeitblutdruck/Langzeit-EKG-Geräte, von denen einige bereits zugelassen sind und andere sich noch in der Prüfphase vor der Zulassung durch die

PTB befinden, wurden von uns getestet. Im Folgenden sind die Vor- bzw. Nachteile der Geräte zusammengestellt, wie sie sich uns präsentierten. Tabelle 1 gibt die technischen Daten der von uns geprüften Geräte wider.

Akkutracker II

Das Gerät ist leicht und leise. Es mißt nach dem auskultatorischen Prinzip und ist EKG getriggert. Dadurch kommt es nur sehr selten zu Fehlmessungen. Bei Patienten mit Herzrhythmusstörungen ist es ein sehr geeignetes Gerät. Es muß zur Initialisierung nicht an den Computer angeschlossen werden und ist leicht zu programmieren.

Die Patienten klagten allerdings häufig über die sehr starre Mikrofon- und auch Schulterfixierung, die z.T. als schmerzhaft empfunden wird. Die Manschetten haben eine zu scharfe Kante, die Druckmale hervorrufen kann. Das Computerprogramm zur Datenauswertung und die Graphiken sind unübersichtlich und räumlich schlecht aufgeteilt.

Tabelle 1. Technische Daten der geprüften Geräte

	TM-2420	SL 90207	Accutracker	CH-Druck
Meßmethode	auskultatorisch	oszillometrisch	auskultatorisch mit EKG-Triggerung	auskultatorisch
Meßbereich Blutdruck	40 bis 280 mmHg	40 bis 285 mmHg	10 bis 250 mmHg	40 bis 280 mmHg
Meßbereich Puls	40 bis 200 bpm	40 bis 180 bpm	1 bis 200 bpm	40 bis 180 bpm
max. Meßdauer	48 Stunden	48 Stunden	48 Stunden	48 Stunden
Gewicht	390 g	255 g	357 g	410 g
Größe	65 x 42 x 142 mm	28,2 x 85,6 x 114 mm	31,7 x 74,4 x 127 mm	40 x 84 x 145 mm
Speicherkapazität	641 Messungen	240 Messungen	254 Messungen	32 kByte Speicherkarte 8000 Messungen
Druckabfallrate	3 bis 5 mmHg/sek	4 bis 8 mmHg/sek	2, 3, 4, 5 oder 6 mmHg/sek	3 mmHg/sek
Energieversorgung	NiCd-Akku	vier 1,5 V Batterien	vier 1,5 V Batterien	NiCd-Akku
Meßintervalle	1, 3, 5, 10, 15, 30, 60 min	zwischen 6 und 60 min	frei wählbar zwischen 5 und 120 min in bis zu 6 Blöcken	frei wählbar zwischen 5 und 99 min in bis zu 4 Blöcken

CH-Druck (CHD)

Das Gerät ist gut programmierbar und hat als Besonderheit eine Karte als Speichermedium. Diese 32-KB-Speicherkarte kann bis zu 8000 Messungen aufnehmen. Es wäre sinnvoll, preislich günstigere Karten zu entwickeln, die dem Patienten mit seinen persönlichen Daten und Blutdruck-follow-up-Profilen mit nach Hause gegeben werden könnten.

Dieses Gerät hat noch eine relativ laute Pumpe und – wie fast alle Geräte – eine optimierungsbedüftige Software, besonders im Graphikbereich.

Pulse-Trend

Dieses Gerät der Firma Biosensor, USA, ist in Deutschland noch nicht zugelassen. Es ist leicht, aber relativ groß. Beim Ablassen der Luft ertönt ein nicht abstellbarer, störender Signalton; auch wird der gemessene Wert nicht angezeigt.

Jedoch hat dieses Gerätesystem unserer Meinung nach die sinnvollste und benutzerfreundlichste Graphikdarstellung.

TM-2420

Das von der A & D/Takeda-Gruppe hergestellte Gerät ist leicht und wird mit einem schnell aufladbaren Accu betrieben. Es zeigte relativ wenige Fehlmessungen und besitzt eine beschleunigte Druckablaßgeschwindigkeit nach Erkennen des systolischen Wertes; dies ist besonders angenehm für Patienten mit hohen Drücken. Bei Software und Graphikdesign sind noch Verbesserungen nötig.

Das TM-2420-Gerät wird durch ein ankoppelbares Programmierteil (TM-2020) ergänzt, in welches ein kleiner Drucker integriert ist, der die 24-h-Auswertung in Form einer Art „Kassenzettel" mit begrenztem Dokumentationswert ausdrucken kann; die Daten lassen sich aber auch in den Computer einlesen.

SpaceLabs 90207

Dieses Gerät der Firma SpaceLabs ist klein und leicht; es mißt nach der oszillometrischen Methode. Die auswertende Software ist einfach zu handhaben, und es lassen sich Graphiken ausdrucken, die in übersichtlicher Weise das Wesentliche darstellen. Allerdings entstehen relativ viele Fehlmessungen.

Kombinationsgeräte (24-h-Blutdruckregistrierung und 24-h-EKG)

Es gibt entwickelte und noch nicht zugelassene Geräte, die die interessante Kombinationsmöglichkeit der gleichzeitigen Messung des 24-h-Blutdrucks und des 24-h-EKGs besitzen. Die beiden Geräte mit dem derzeit weitesten Entwicklungsstand sind *Mikro AM* (Vertrieb Kontron Instruments, Neufahrn) und *Stuart medical Hemodynamic Monitoring System* (SMI, Stuart medical, Maryland, USA). Beide Geräte sind trotz des erweiterten Arbeitsspektrums sehr leicht und leise, die Blutdruckregistrierung erfolgt wahlweise auskultatorisch oder oszillometrisch. Auch eine Kombination der beiden Meßarten ist möglich. Die Blutdruckmessungen sind zuverlässig, und die Geräte besitzen eher noch bessere Analysemöglichkeiten. Eine interessante Eigenschaft des Stuart-Medical-Gerätes ist, daß beide Meßeinheiten durch einen Handgriff getrennt und separat zum Einsatz gebracht werden können.

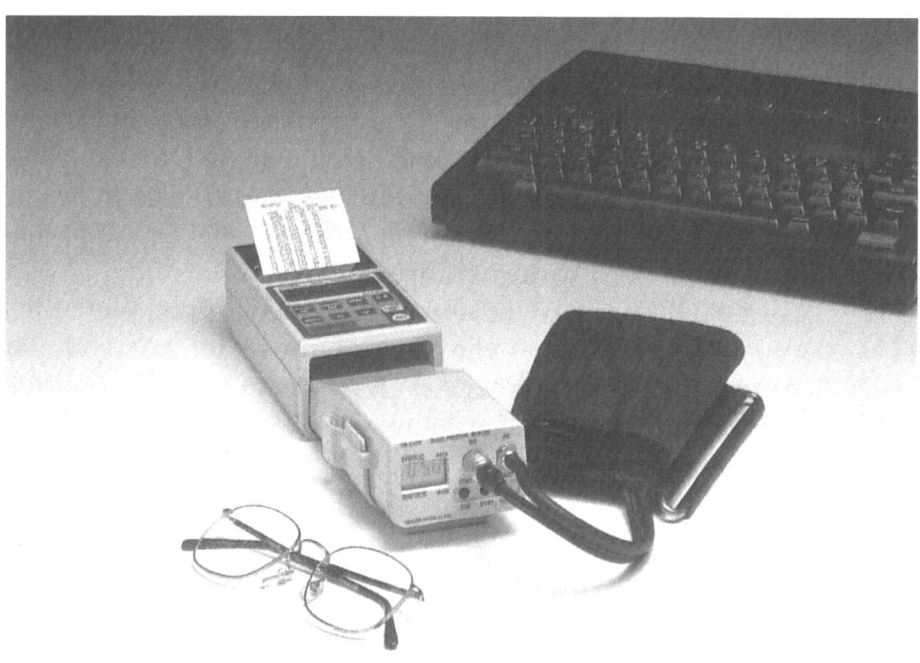

Abb. 6. TM-2420, Gerät und Auszug aus der Computerauswertung mit Graphik

DATE:06-04-1992

PATIENT INFORMATION
======================

NAME   :   I.D. #: 1

ADDRESS   :

PHONE   : F4

SOC.SEC. #: 18.07.25

MEDICARE #:

INSURANCE #:
AGE: SEX: HEIGHT: WEIGHT:

REASON FOR TEST :_____

Pharmacological Treatment : 1.
                            2.
                            3.
Routine Visit   : 1.
                            2.
                            3.

MEDICAL INFORMATION

NAME   :_____

ADDRESS :_____

PHONE   :_____

MEASUREMENT CONDITIONS

Measurement Began: 13:30   6/ 3 '92   Number of Readings: 68
Measurement Ended: 12:00   6/ 4 '92
Interval Setting: 6:00 ----> 22:00   15 min
                     22:00 ----> 6:00   60 min

COMMENTS:

(Copyright A&D Company,Limited 1990)

*** 24 HOUR TREND GRAPH ***

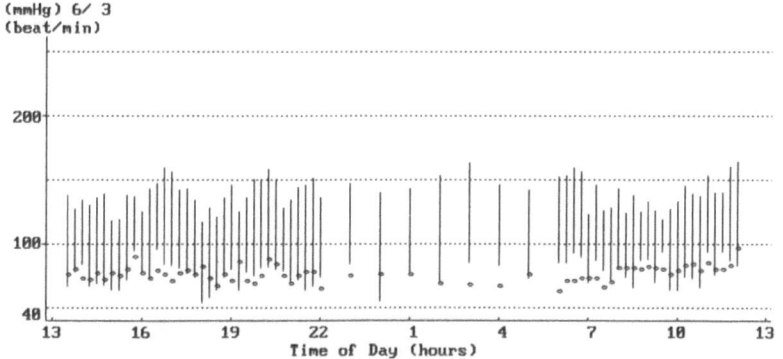

Die neuentwickelten Geräte sind in der Lage, bei Erkennen von Myokardischämien oder Arrhythmien eine Blutdruckmessung auszulösen; dadurch ist es nun möglich, den Blutdruck in kritischen Situationen gezielt zu kontrollieren und mit den über das EKG erkannten kardiovaskulären Ereignissen zu korrelieren.

300 Patienten unserer Blutdruckambulanz füllten jeweils einen Fragebogen zu den Eigenschaften ihres Gerätes aus. Wir erhielten dadurch ein Feedback für die sechs oben beschriebenen 24-h-Blutdruckmeßgeräte. Insgesamt gaben nur 45 der Patienten (15 %) an, daß das Gerät sie in ihrem Alltagsablauf gestört habe. Zu 80 % lag dies an leichten Schlafstörungen, zu je 10 % an Schmerzen durch die Manschette oder an einer zu lauten Pumpe bzw. dem Signalton. Nur 13 der 300 Patienten (4 %) stuften ihre Klagen als gravierend ein. Keinem einzigen der Patienten war das Gerät zu schwer.

Die nachstehenden Abb. 6 bis 10 zeigen einige der von uns getesteten 24-h-Blutdruckmeßgeräte mit Auszügen ihrer computerausgewerteten Protokolle und Graphiken.

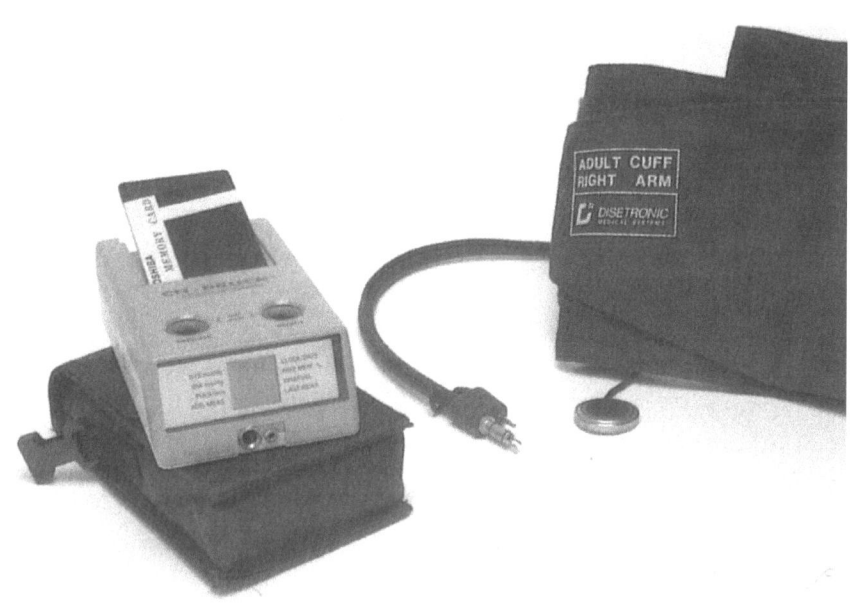

Abb. 7. CH-Druck, Gerät und Auszug aus der Computerauswertung mit Graphik

```
================================================================================
 *    ANALYSIS  OF  MEASURING  DATA  FROM  "CH - DRUCK"  BLOOD PRESSURE MONITOR
 ==========================     software version  V 3.91    =====================

measuring data  is  from  file  MD HUENE
measuring data file has been created : 23. 6. 1992                  Page   1

         PATIENT NAME         :
         FIRST NAME / SEX     :
         BIRTHDAY / NUMBER    :

**** Listing :

comm. -> comments :   a : additional measurement, ai : coincided with interval
stat. group -> statistics group : 1 .. 9, indicates to which statistics group
         the measuring data has been assigned (*: excluded from statistics)
sys : measured systolic  pressure,  in mmHg,  shown in listing as       --|
dia : measured diastolic pressure,  in mmHg,  shown in listing as     |--
hrt : measured heart rate,  in beats per minute, shown in listing as    #


comm./stat. group ---+ 40   60    80   100   120   140   160   180   200   220   240
   time sys dia hrt   v +----+----+----+----+----+----+----+----+----+----+---
                      I 22. Jun. 10:02  start period,   interval is 20 min.
                      I 22. Jun. 11:28  stop-run event, interval is 20 min.
                      I 22. Jun. 11:30  stop-run event, interval is 20 min.
  11:30 Ea21 no micro I    .    .    .    .    .    .    .    .    .    .
  11:31 143  91 105 a 1 I  .    .  |--#---------|    .    .    .    .    .
  11:50 132  84 111   1 I  .   .|------#----| .    .    .    .    .    .
  12:10 151 105 105   1 I  .    .    .   .#----------|    .    .    .    .
  12:30 152 101 107   1 I  .    .    |-#----------|   .    .    .    .    .
  12:50 124  92 102   1 I  .    .  |--#----|    .    .    .    .    .    .
  13:10 132  93 104   1 I  .    .    |-#------|    .    .    .    .    .
  13:30 132  93 100   1 I  .    .    |-#------|    .    .    .    .    .
  13:50 121  82  93   1 I  .   .|-#------|    .    .    .    .    .    .
  14:10 115  93  96   1 I  .    .   |#----|.    .    .    .    .    .
  14:30 120  80  88   1 I  .   |-#------|    .    .    .    .    .    .
  14:50 122  94  86   1 I  .    . #  |------|    .    .    .    .    .
  15:10 131  95  86   1 I  .    . #  |--------|    .    .    .    .    .
  15:30 126  97  87   1 I  .    . #  |--------|    .    .    .    .    .
  15:50 118  87  90   1 I  .    .|#-----|    .    .    .    .    .    .
  16:10 125  97  85   1 I  .    .# |------|    .    .    .    .    .    .
  16:30 126  97  86   1 I  .    . # |------|    .    .    .    .    .    .
  16:50 130  99  85   1 I  .    .#|    |------|    .    .    .    .    .
  17:10 132 104  86   1 I  .    . #  .|------|    .    .    .    .    .
  17:30 128 103  88   1 I  .    . #  .|-----|    .    .    .    .    .
  17:50 132 101  94   1 I  .    .    #|--------|    .    .    .    .    .
  18:10 139  97  93   1 I  .    .    #|----------|    .    .    .    .    .
  18:30 137  90  92   1 I  .    .    #|----------|.    .    .    .    .
  18:50 139  94  94   1 I  .    .    #|----------|    .    .    .    .    .
  19:10 127  92  93   1 I  .    .    #|--------|    .    .    .    .    .
  19:30 116  86  94   1 I  .    .  |-#-----|.    .    .    .    .    .    .
  19:50 118  77  91   1 I  .   |---#------|    .    .    .    .    .    .
  20:10 127  84  94   1 I  .   .|--#--------|    .    .    .    .    .    .
  20:30 134  95  92   1 I  .    . #|----------|.    .    .    .    .    .
  20:50 129  94  94   1 I  .    .  #|--------|    .    .    .    .    .    .
  21:10 123  75  88   1 I  .   |--#---------|    .    .    .    .    .    .
  21:30  98  88  91   1 I  .    . |#-|    .    .    .    .    .    .    .
  21:50 115  79  83   1 I  .   |#-------|.    .    .    .    .    .    .
                      I 22. Jun. 22:00  int. change,    interval is 60 min.
  22:00 111  82  85   2 I  .    .#------|    .    .    .    .    .    .    .
  23:00 124  80  76   2 I  .   #|----------|    .    .    .    .    .    .
   0:00  98  66  74   2 I  .  |-#-----|    .    .    .    .    .    .    .
   1:00 116 101  90   2 I  .    .  #  |---|.    .    .    .    .    .    .
```

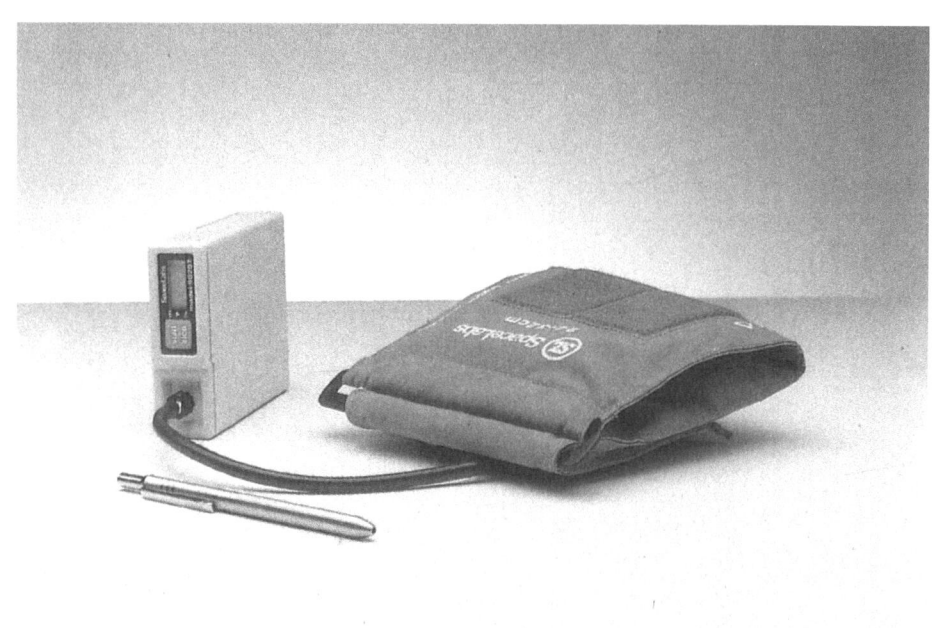

Abb. 8. SL 90207, Gerät und Auszug aus der Computerauswertung mit Graphik

Klinikum Grosshadern

Patient Information

Name   :
Address :

SS#   : --
INS#   :
MEDICARE#:
ID#   :

Age: Sex: Height: Weight:

Medications:

Reason for Test:

Physician Information

Name:
Address:
Phone:

Technical Data

BP Scan Began: 21:00 04/24/92   Total Time (hours):   24
BP Scan Ended: 20:20 04/25/92   Number of Readings: 54
                                         Percent Successful: 92%

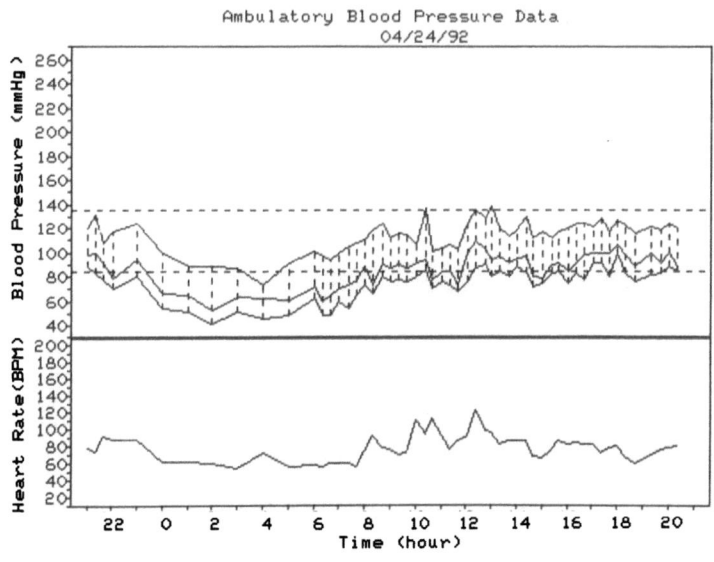

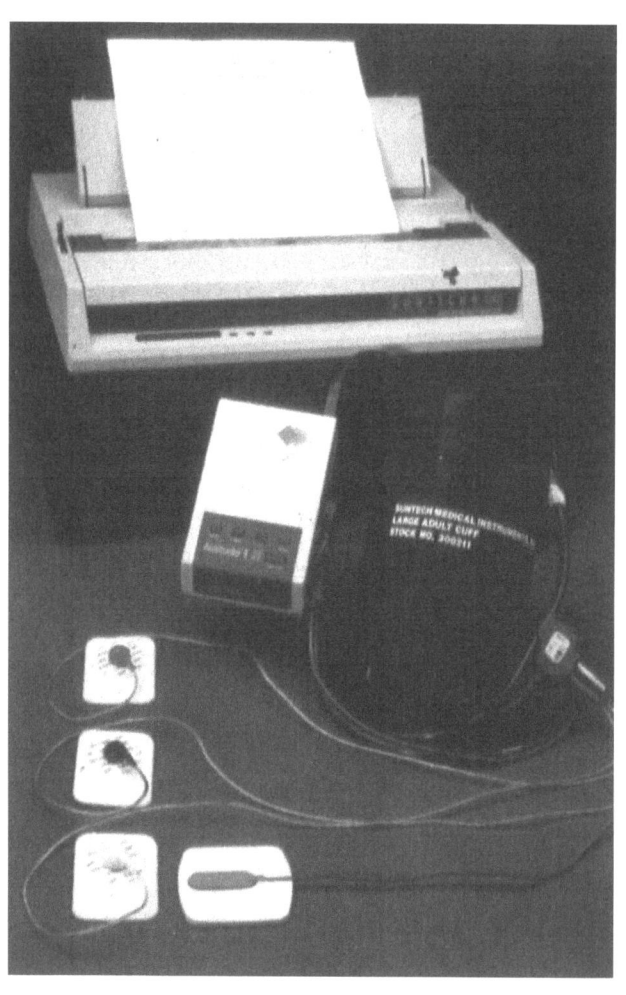

Abb. 9. Accutracker II, Gerät und Auszug aus der Computerauswertung mit Graphik

ACCUTRACKER
LANGZEIT-BLUTDRUCK-UNTERSUCHUNG
Copyright (C) Suntech Medical Instruments, Inc.
REYNOLDS MED. ELEKTRONIK GMBH
SCHWABACHER STR. 34, 8501 FEUCHT

NAME: BERICHTSDATUM: 27/03/92
ADRESSE: AUFZEICHNUNGSDATUM: 26/03/92

                                     STARTZEIT: 7:55
                                     STOPZEIT: 8:17
PATIENTENNUMMER: 011029-2000
TELEFON:
ALTER: 0
GESCHLECHT: Männlich
GRÖSSE: 0   cm.
GEWICHT: 0   kg.

VERANTWORTLICHE ÄRZTE:

    AUSWERTENDER ARZT:
    BEHANDELNDER ARZT:

        MOMENTANE MEDIKATION   DOSIERUNG/INTERVALL
        =========================   ===================

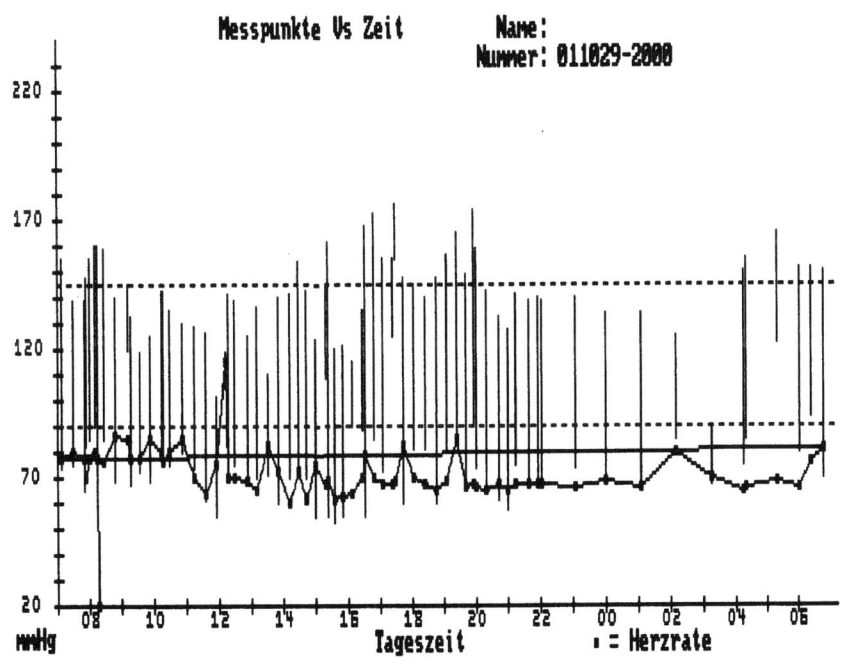

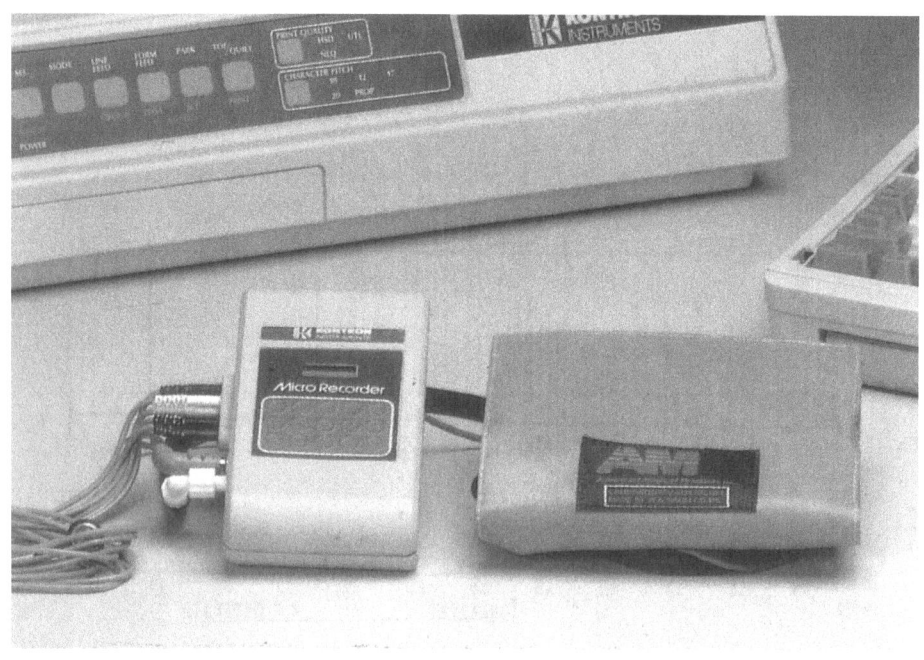

Abb. 10. Mikro AM, Gerät und Auszug aus der Computerauswertung mit Graphik

Advanced Medical Products
Micro SI   Page 2

NARRATIVE SUMMARY

The patient was monitored for a period of 20:09 hours and minutes.

The average blood pressure was 116/67 mmHg with a maximum systolic pressure of 139 mmHg at 17:00 and a minimum systolic pressure of 91 mmHg at 10:00. Also during this period the maximum diastolic pressure was 84 mmHg at 08:20 and the minimum diastolic pressure was 53 mmHg at 10:00.

During this period the average pulse rate was 66 PPM with a maximum pulse rate of 137 PPM at 10:20 and a minimum pulse rate of 48 PPM at 22:00.

The average blood pressure for the period 06:00 to 10:00 was 119/67 mmHg.
The average blood pressure for the period 10:00 to 13:00 was 106/62 mmHg.
The average blood pressure for the period 13:00 to 22:00 was 119/70 mmHg.
The average blood pressure for the period 22:00 to 06:00 was 113/64 mmHg.

There were 47 blood pressure cycles performed.
There were 2 patient activated cycles.
There were 44 periodic cycles.
There was 1 S/T initiated cycle.

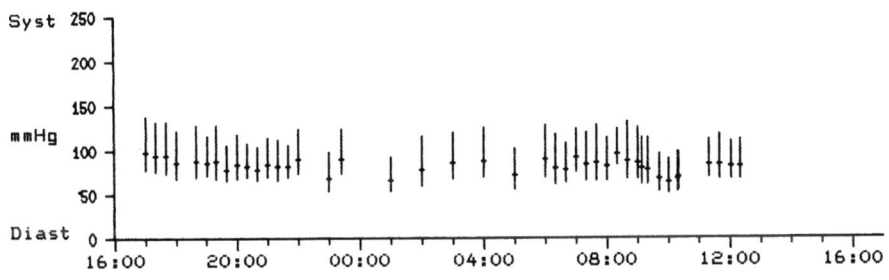

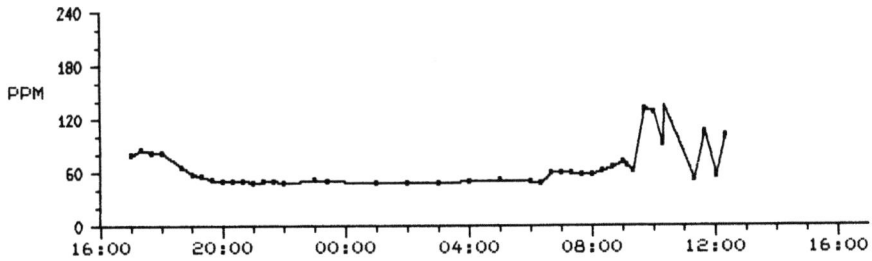

4. Validierung der Methode

Um die 24-h-Blutdruckmessung als wichtiges diagnostisches und therapeutisches Mittel einsetzen zu können, muß die Meßgenauigkeit der Methode sichergestellt sein.

Zu diesem Zweck vergleicht man im allgemeinen simultan die Ergebnisse der invasiven arteriellen Blutdruckmessung sowie der auskultatorischen Gelegenheitsblutdruckmessung mit denen der 24-h-Blutdruckmessung. So kann unabhängig von einer PTB-Prüfung getestet werden, ob die mit der 24-h-Blutdruckmessung ermittelten Werte genau und die Geräte für den Klinik- und Praxisgebrauch geeignet sind (80).

Die beim Ablassen des Manschettendruckes auftretenden Korotkow-Geräusche bzw. oszillometrischen Pulsationen sind die Grundlage der Blutdruckmessung.

Die Validierung kann *technisch* oder *biologisch* geschehen. Die technische Validierung, die üblicherweise im Rahmen der Geräteentwicklung und bei der Zulassung der Geräte durch die PTB Anwendung findet, bedient sich im Prinzip eines „Kunstarmes", in den verschiedene Druckbeispiele „eingespielt" werden können. Die biologische Validierungstechnik beruht auf dem Vergleich der automatischen Meßtechnik mit standardisierten Techniken der invasiven bzw. auskultatorischen nichtinvasiven Meßtechnik an Probanden (16, 87). Die auskultatorischen Signale werden von zwei geschulten Beobachtern A und B in üblicher Weise registriert, parallel erfolgt die Messung durch das automatische Gerät. Die so ermittelten Drücke werden verglichen und auf Übereinstimmung geprüft.

Eine gewisse Unschärfe resultiert daraus, daß sich die von der Manschette erzeugte Druckwelle auch bei adäquater Größe unterschiedlich rasch im Gewebe fortleitet. Die daraus resultierenden Meßungenauigkeiten werden allgemein in der Größenordnung von 8 mmHg geschätzt. Eine weitere Fehlerquelle ist die Analyse der Korotkow-Töne bzw. der oszillometrischen Signale. Bei ihrer Auswertung wird eine „Hüllkurve" erstellt; aus Beginn und Anstieg der oszillometrischen Signale wird nach einem bestimmten Algorithmus das Meßsignal erstellt. Die Herstellerfirmen geben gewöhnlich die Einzelheiten dieser Analyse nicht preis.

Auch lassen die Geräte den Manschettendruck nicht kontinuierlich, sondern stufenweise, in 3 – 5 mmHg Schritten, ab. Daraus ergibt sich zwangsläufig eine Meßungenauigkeit von eben diesen 3 – 5 mmHg.

Weiterhin ist zu berücksichtigen, daß mit den deutschen Normen (DIN), den amerikanischen Normen (AAMI) und den britischen Normen (BHS-Protocol) unterschiedliche Richtlinien existieren. Während die deutschen DIN-Richtlinien den US-Normen weitgehend gleichen, sind die britischen Normen strenger definiert. Die deutschen Standardisierungsnormen gehen aus den PTB-Richtlinien (siehe Kapitel 3, S. 15) hervor (51, 52, 54, 55, 56).

Im Wesentlichen wird in den Richtlinien Folgendes gefordert: Bei der Prüfung eines Gerätes müssen beidseitige Messungen erhoben werden; es sollen mindestens 85 Probanden in die Untersuchung eingeschlossen (gleiche Verteilung männlich/weiblich) und jeweils drei Geräte desselben Typs untersucht werden. Weiter sollen drei verschiedene Manschettengrößen getestet werden (25 % aller Patienten benötigen Manschetten, die größer oder kleiner als die Standardgröße sind). Zwei Untersucher sollen die Messungen durchführen und dabei Situationen in Ruhe und auf dem Laufband berücksichtigen. Der mittlere Unterschied zwischen dem Meßwert des Testgerätes und der sphygmomanometrischen Messung darf nicht mehr als 5 mmHg betragen, mit einer Standardabweichung von nicht mehr als 8 mmHg für den systolischen und den diastolischen Druck.

Die „Association for the Advancement of the Medical Instrumentation" (AAMI)-Kriterien schreiben außer dem Vergleich der sphygmomanometrischen Meßwerte mit den automatischen Messungen noch zusätzliche 15 „blutige" Vergleichsmessungen vor (19, 28). Die „British Hypertension Society" hat einen noch strengeren Prüfplan vorgelegt (56). Hierbei werden die Geräte in sechs Phasen geprüft:

- Phase 1: Schulung der Beobachter,
- Phase 2: Test der Variabilität zwischen den Geräten des selben Typs,
- Phase 3: Prüfung der Genauigkeit des Gerätes nach einem Monat starker Beanspruchung,
- Phase 4: Test der Variabilität zwischen den Geräten des selben Typs nach einem Monat starker Beanspruchung,
- Phase 5: Validierung des Gerätes,
- Phase 6: Zuletzt findet eine Graduierung in vier Kategorien statt (A, B, C, D).

In der nachfolgenden Tabelle 2 ist die britische Einteilung dargestellt. Die Zahlen sind in Prozent der Messungen angegeben:

Tabelle 2. Britische Graduierung

Grad	Differenz zwischen Standardmethode und Testgerät		
	< 5 mmHg	< 10 mmHg	< 15 mmHg
A	80	90	95
B	65	85	95
C	45	75	90
D	schlechter als C	schlechter als C	schlechter als C

Die Geräte der Gruppe C gelten als ungeeignet, die Geräte der Gruppe D als untauglich. Bisher konnte noch keines der zugelassenen Geräte in Gruppe A eingeteilt werden. Dies ist jedoch hoffentlich in baldiger Zukunft der Fall. Von den in Deutschland zugelassenen Geräten ist zum Beispiel in B das Gerät SL 90207 aufgeführt.

Die Ergebnisse der in unserer Klinik durchgeführten Validierungen von in Deutschland zugelassenen Geräten sind vom Standpunkt des Anwenders betrachtet als gut zu bezeichnen. In jedem Fall muß jedoch auf ein korrektes Anlegen des Meßgerätes durch geschultes Personal mit einer Überprüfung der Initialisierungsmessung geachtet werden. Hierbei werden über ein Y-Stück das automatische System und das konventionelle System gekoppelt und sphygmomanometrische Vergleichsmessungen durchgeführt.

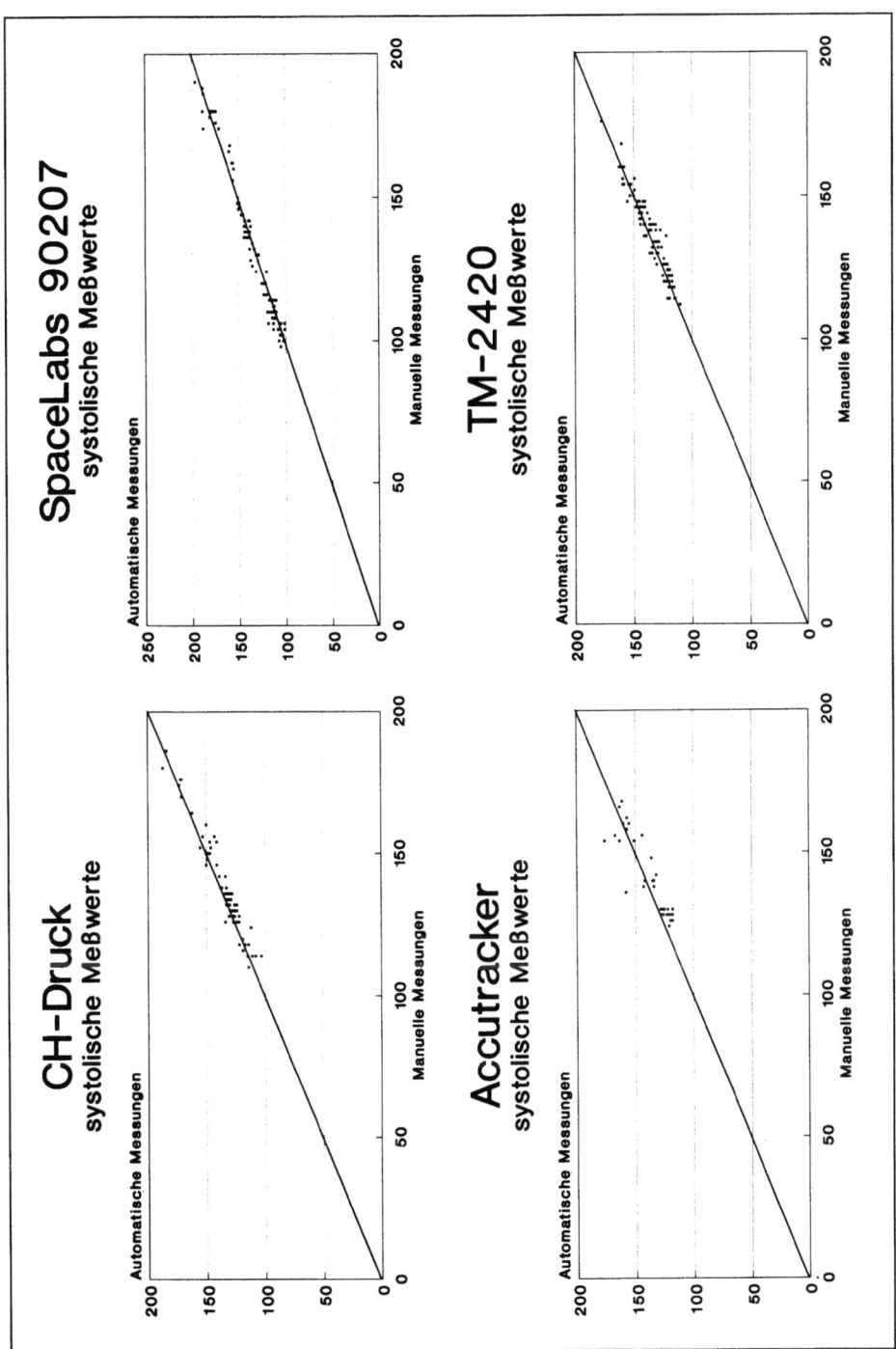

Abb. 11. Vier 24-h-Blutdruckmeßgeräte im Test. Validierung der Geräte mit Hilfe spygmomanometrischer Vergleichsmessungen. Systolische Meßwerte (modifiziert nach R. Schmid, Dissertation an der Ludwig-Maximilians-Universität München, in Vorbereitung)

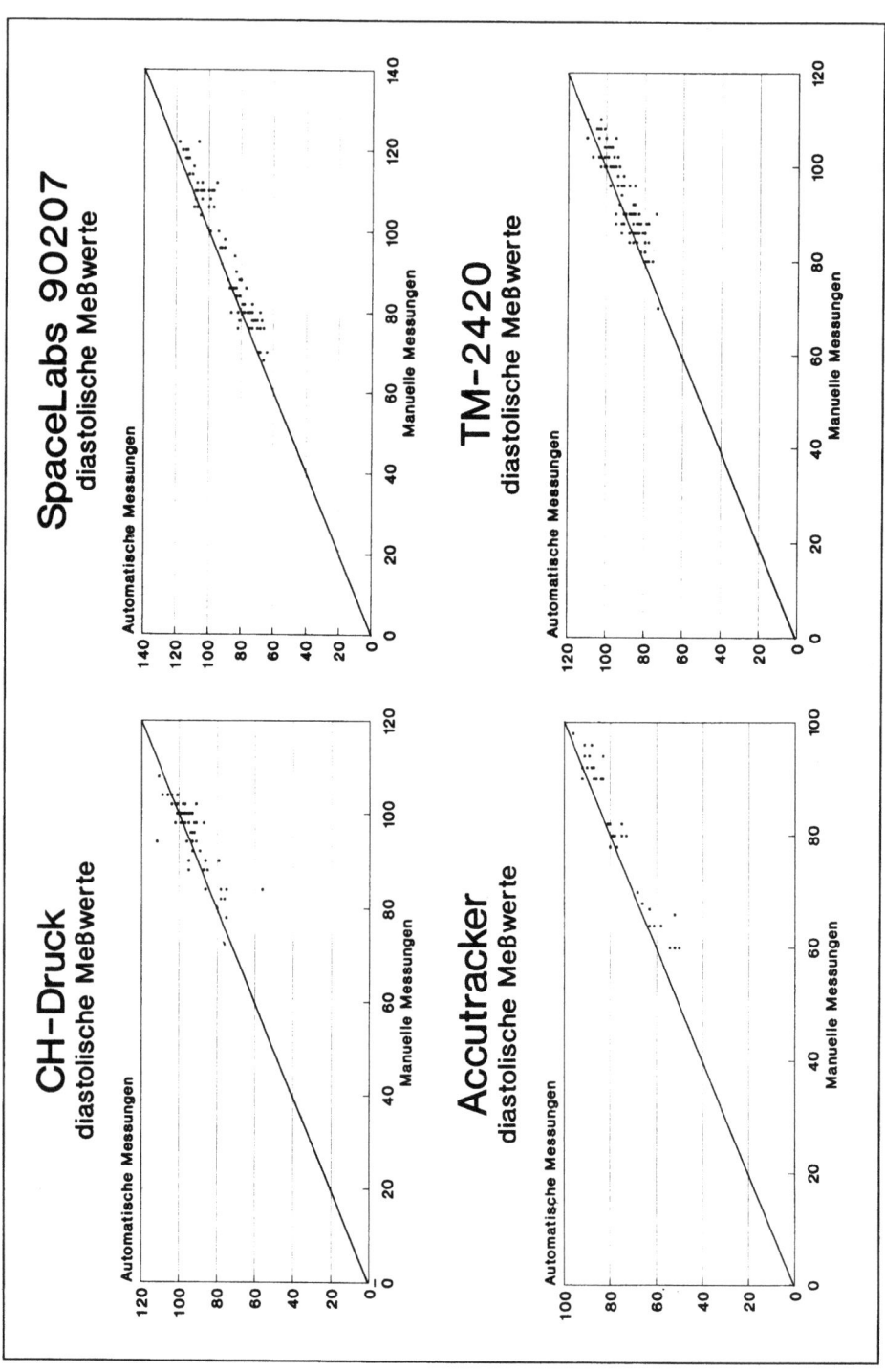

Abb. 12. Validierung der diastolische Meßwerte von vier 24-h-Blutdruckmeßgeräten (modifiziert nach R. Schmid, Dissertation an der Ludwig-Maximilians-Universität München, in Vorbereitung)

Die in unserer Klinik getesteten Geräte CH-Druck, Spacelabs 90207, Accutracker und TM-2420 zeigten in unter kliniknahen Bedingungen durchgeführten Validierungsstudien gute Meßgenauigkeiten. Dies ist aus Abb. 11 (systolische Werte) und Abb. 12 (diastolische Werte) ersichtlich.

5. Reproduzierbarkeit der Methode

Für die Prognoseverbesserung bei arterieller Hypertonie ist eine exakte Diagnosestellung und eine genaue Therapiekontrolle notwendig (58). Da die übliche punktuelle Blutdruckmessung zu ungenau und unzuverlässig ist und als Momentaufnahme nicht das Blutdruckverhalten des gesamten Tages repräsentiert, wurde die 24-h-Blutdruckmessung entwickelt (24, 62). Konsequenterweise ist der Beweis zu führen, daß eine gute Reproduzierbarkeit der ambulanten 24-h-Blutdruckmessung und ihrer Mittelwerte besteht.

In einer Studie haben wir uns dieser Frage gewidmet.

Jeweils mehrere Blutdruckprofile (bis zu 4) von 32 Patienten wurden in Bezug auf die Varianz der Mittelwerte und der Vergleichbarkeit tagesrhythmischer Schwankungen verglichen: Von zwölf Patienten wurden an je zwei Tagen, von zehn an je drei und von 10 an je vier Tagen innerhalb eines Zeitraumes von zwei Wochen Blutdruckprofile erstellt. Die Patienten trugen dazu über jeweils 24 Stunden ein ambulantes automatisches Blutdruckmeßgerät vom Typ TM-2420, AND/Takeda, Tokio, Japan bzw. Spacelabs 90207, Washington, USA. Den Patienten wurde an ihren Meßtagen jeweils der gleiche Gerätetyp angelegt. Tagsüber fand alle 20 Minuten eine Messung statt, nachts jeweils nur eine Messung pro Stunde.

An den Tagen der Messungen hatten die Probanden einen weitgehend identischen Tagesverlauf (standardisiertes Bewegungstherapieprogramm in einem Rehabilitationszentrum, bzw. Aufenthalt im Krankenhaus). Siebzehn der Patienten hatten einen bekannten Hypertonus, acht eine sogenannte Grenzwerthypertonie, und bei sieben lag ein normaler Blutdruck vor.

Größere Abweichungen im Tagesablauf wurden wegen der besseren Vergleichbarkeit der Tagesprofile vermieden, bedingt durch den stationären Aufenthalt während der Messungen im Rehabilitationszentrum bzw im Klinikum. Um auch kleinere Abweichungen zu erfassen, wurde ein Protokoll geführt, auf dem stündlich sowohl körperliche Belastungen und Ruhephasen als auch Streßsituationen und eventuelle Beschwerden anzugeben waren, um später eine Beziehung zu den 24-h-Blutdruck-Profilen der Patienten herstellen zu können.

Manche Patienten wurden antihypertensiv behandelt. Bei den in die Studie eingeschlossenen Patienten wurde die Medikation jedoch in allen Meßperioden konstant gehalten.

Ziel der Untersuchung war es festzustellen, ob die Kurvenverläufe an unterschiedlichen, zufällig ausgewählten Tagen jeweils gleichbleibend waren bzw. später unter gleichen Bedingungen reproduziert werden konnten. Ebenso sollten die Mittelwerte auf ihre Reproduzierbarkeit untersucht werden.

Drei Patienten, die sich laut ihrer selbsterstellten Tagesprotokolle an den Prüftagen außergewöhnlich unterschiedlich belasteten (z.B. Bergtour, Tag im Bett liegend verbracht) und dadurch schlecht vergleichbare Tagessituationen hatten, wurden aus der Studie ausgeschlossen.

Die Auswertung der Blutdruckprofile der verbleibenden 29 Patienten ergab, wie in Tabelle 3 ersichtlich, daß die einzelnen 24-h-Mittelwerte eines jeden Patienten nur um bis zu 5 mmHg schwankten. Die Tag-/Nachtdifferenz betrug durchschnittlich 13,5 %.

Tabelle 3. Auswertung der Blutdruckprofile

Parameter	Maximale Schwankung innerhalb der 2 bis 4 Profile von 29 Patienten
Tag-/Nachtdifferenz	6 mmHg
24 h Mittelwert	5 mmHg
Tagesmittelwert	7 mmHg
Nachtmittelwert	4 mmHg

Die durchschnittliche Mittelwertschwankung während der Nacht (zwischen 22 Uhr und 6 Uhr) betrug nur bis zu 4 mmHg. Am Tag (zwischen 6 und 22 Uhr) variierten die Mittelwerte bis zu 7 mmHg. Es ergaben sich keine systemischen Unterschiede zwischen den beiden verwendeten Geräten.

Auch der Aspekt der 24-h-Profile ist vergleichbar: Beispielhaft sind in Abb. 13 die Blutdruckprofil-Graphiken eines Patienten, an vier Tagen gemessen, zusammengestellt. Deutlich ist zu erkennen, daß die vier Profile des normotensiven Patienten (H.H.) sich nur gering voneinander unterscheiden. Auch die behandelten Hypertoniepatienten zeigten ähnlich gute Übereinstimmungen in ihren Kurvenverläufen.

Die in Abb. 14 gezeigten Tagesprofile wurden bei einem Patienten mit Grenzwerthypertonie (E.P.) gemessen. Hier befanden sich die Werte allgemein auf einem höheren Niveau, jedoch blieb auch hier eine große Parallelität in Kurvenverlauf, Tag/Nachtabfall und Mittelwerten bestehen.

In Tabelle 4 sind Tages- und Nachtmittelwerte dreier repräsentativer Patienten dargestellt, die an mindestens drei verschiedenen Tagen ermittelt wurden. Man erkennt, daß sich die diastolischen und systolischen Mittelwerte zwischen den einzelnen Tagen um weniger als 5 mmHg unterscheiden. Stärker ausgeprägt sind die Tag/Nachtschwankungen: Bei manchen Patienten machen sie nur wenige Prozent aus, bei anderen (z.B. bei E.P. oder H.H.) liegen sie in der Größenordnung von 15 – 20 %.

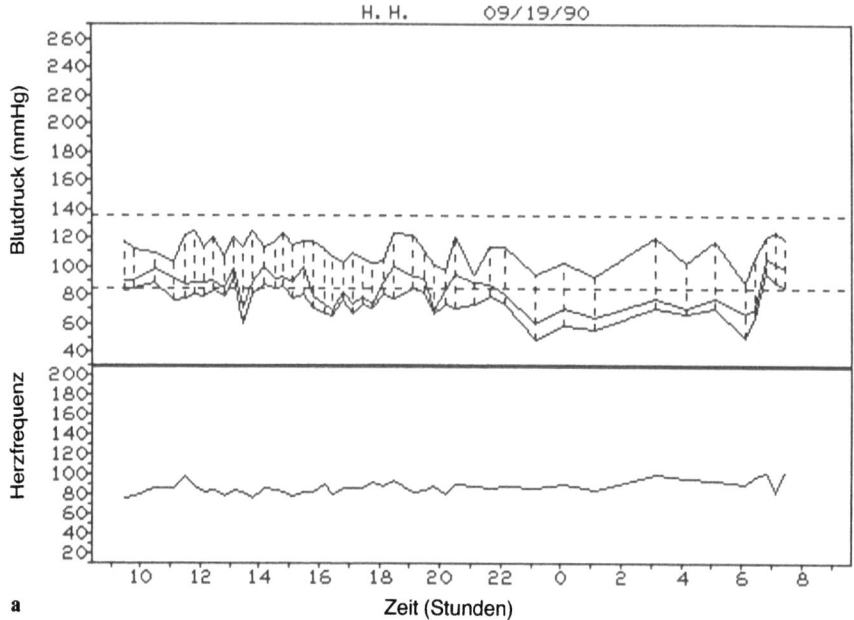

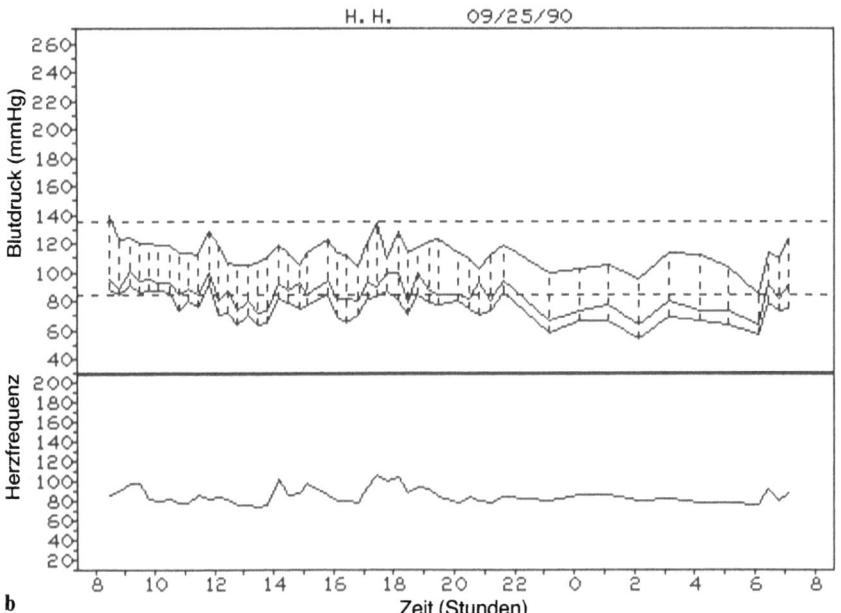

Abb. 13. Blutdruck- und Herzfrequenztagesprofile eines Patienten (H.H.) an vier verschiedenen Tagen: Es ist zu erkennen, daß die absoluten Blutdruckgrößen, die Tag/Nachtrhythmik und die Einzelausschläge von Tag zu Tag gut vergleichbar sind.(Blutdruckabfall zwischen 23 und 24 Uhr, morgendlicher Blutdruckanstieg stets gegen 6 Uhr, systolische 140-mmHg-Grenzlinie nie überschritten, Tag/Nachtabfall schwankt nicht mehr als 6 mmHg)

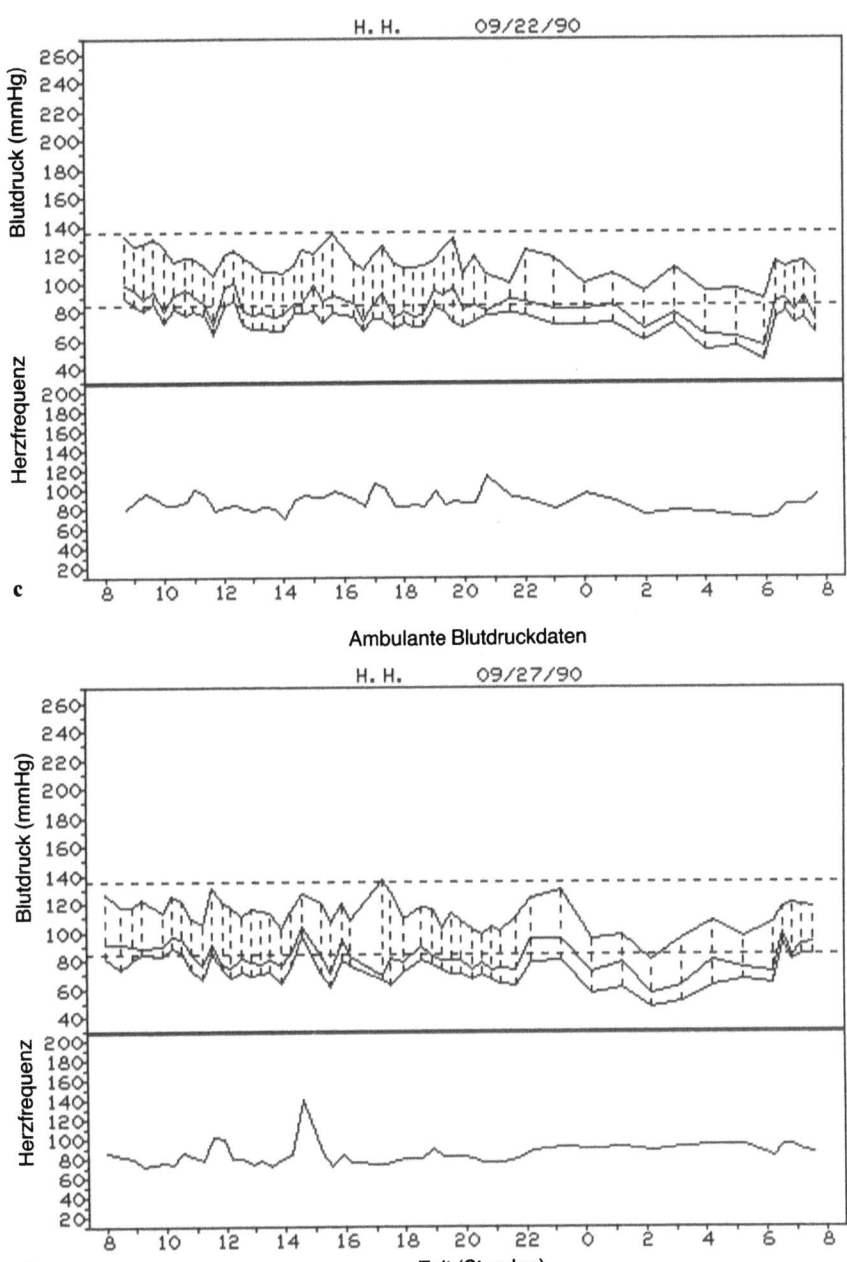

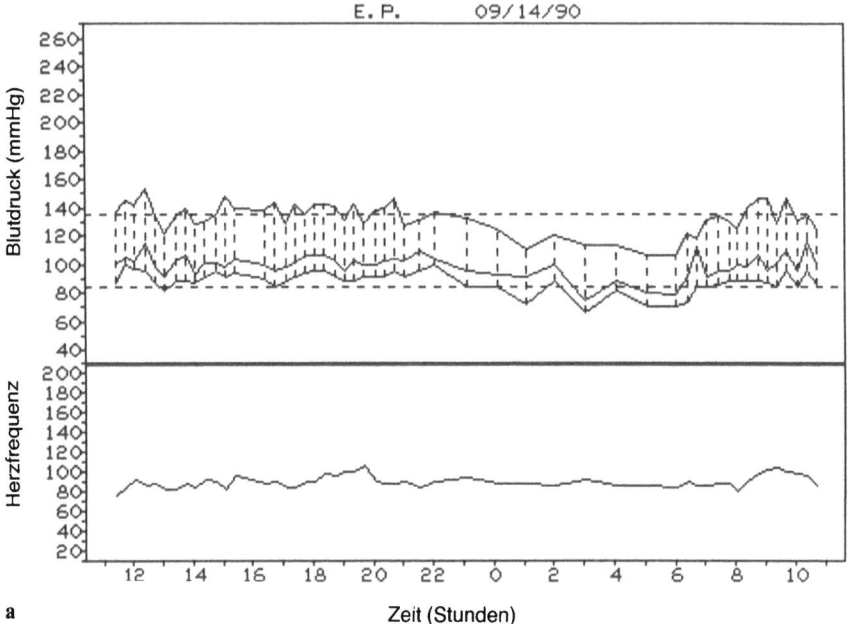

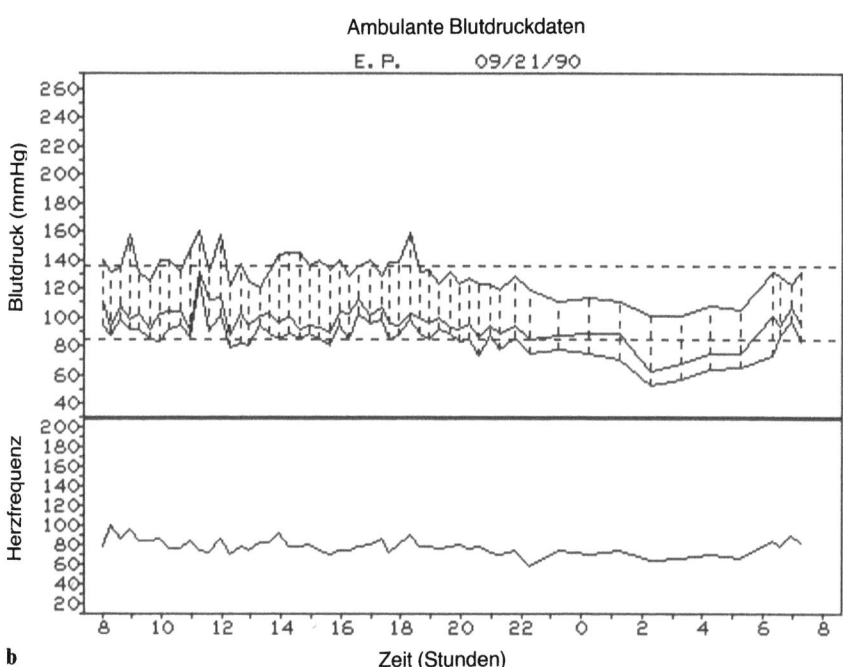

Abb. 14. Blutdruck- und Herzfrequenztagesprofile eines Patienten (E.P.) mit Grenzwerthypertonie: Die Tageswerte liegen permanent im Grenzbereich; ausgeprägte Tag/Nachtrhythmik; morgendlicher Blutdruckanstieg um 6 Uhr

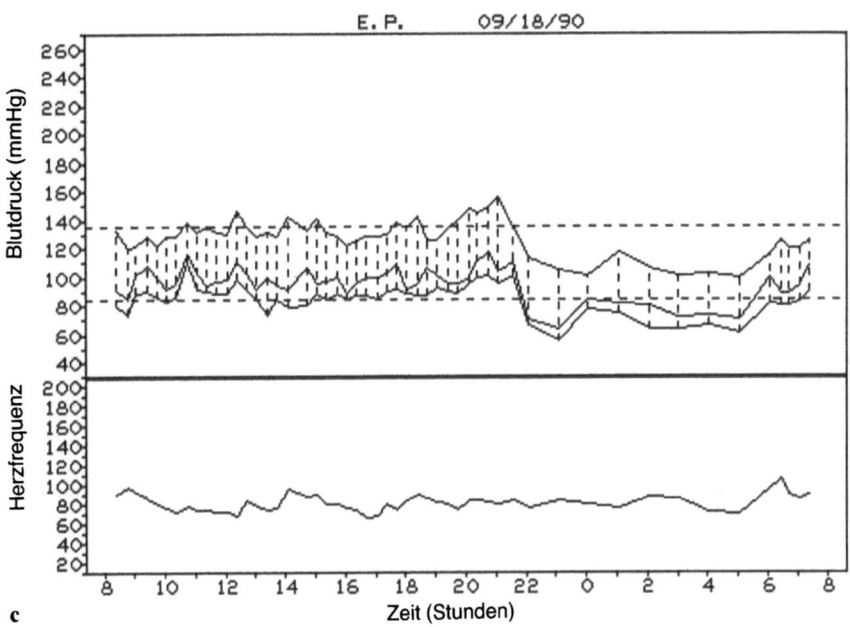

c

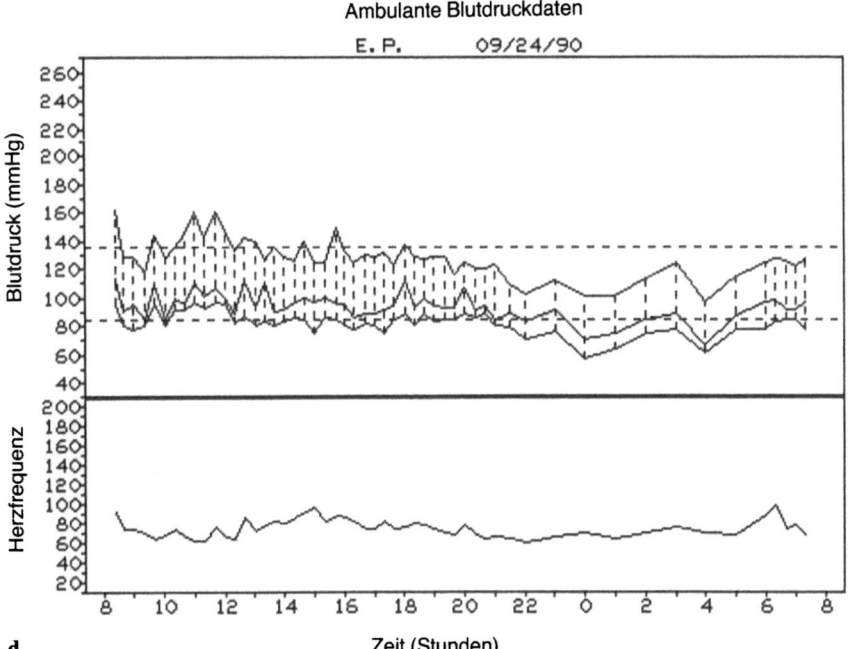

d

Tabelle 4. Tages- und Nachtmittelwerte dreier repräsentativer Patienten

Patient	Tagesmittelwerte			Nachtmittelwerte		
Tag	E.P.	H.H.	A.P.	E.P.	H.H.	A.P.
1.	135/90	112/77	157/88	117/78	105/62	147/89
2.	132/88	116/75	153/91	105/66	102/65	141/82
3.	134/88	115/78	160/88	107/66	104/63	144/87
4.	131/84	115/75		109/70	101/61	

Die Ergebnisse dieser Studie zeigen, daß die ambulante automatische 24-h-Blutdruckmessung für jeden individuellen Patienten gut reproduzierbare Tagesprofile liefert (20, 33, 78, 92). Auch hinsichtlich der Tagesmittelwerte zeigen sich nur geringe Abweichungen, die jeweils unter 5 mmHg liegen. Somit bietet die 24-h-Messung einen bemerkenswert gut reproduzierbaren Meßwert. Die überraschend geringe Schwankung der Mittelwerte kann in dem Sinne interpretiert werden, daß es trotz der Tag/Nachtschwankung durchaus sinnvoll ist, 24-h-Mittelwertberechnungen durchzuführen. Natürlich sollten darüberhinaus die Tages- und Nachtmittelwerte separat aufgeführt werden, insbesondere, wenn es sich um Therapieeinstellungen handelt. Zumindest hinsichtlich der Tagmittelwerte hat man sich auf einen vorläufigen Richtwert von 135/85 mmHg festgelegt (2) (siehe auch Kapitel 6, S. 42 ff).

Überraschenderweise ändert sich auch der Tagesmittelwert im Vergleich an den unterschiedlichen Meßtagen nicht wesentlich. Es muß hier allerdings berücksichtigt werden, daß es sich bei den Untersuchten um Patienten mit relativ konstanten Tagesabläufen im Rahmen einer Rehabilitationsbehandlung handelte. Es ist durchaus möglich, daß bei stärkeren Schwankungen im Tagesablauf (z.B. Arbeitstag vs. Wochenende, Schichtarbeit etc.) größere Veränderungen auftreten (45, 58).

Der Beginn einer Therapie verändert sowohl das 24-h-Profil wie auch den Mittelwert deutlich. Dabei ist bemerkenswert, daß unter konstanter Medikation die Spontanschwankung des Mittelwertes ebenso wie beim unbehandelten Patienten weniger als 5 mmHg beträgt. Eine therapieinduzierte Veränderung von beispielsweise 10 mmHg stellt somit einen eindeutig quantifizierbaren Therapieeffekt dar.

Bei alleiniger Berücksichtigung von punktuellen Messungen könnte bei einer Änderung von 10 mmHg nicht bestimmt bzw. unterschieden werden, ob es sich hier um eine Spontanschwankung oder eine therapieinduzierte Senkung handelt. Somit erleichtert die 24-h-Blutdruckmessung die Beurteilung einer Therapieeffizienz erheblich (22).

Von wesentlicher Bedeutung ist die nachgewiesene Reproduzierbarkeit der 24-h-Signale insbesondere für Arzneimittelprüfungen (49, 53, 81). Während bisher zu einer Wirksamkeitskontrolle zahlreiche Probanden stationär aufgenommen und über lange Zeit beobachtet werden mußten, könnte aufgrund der besseren Konstanz des Meßsignals „Langzeitblutdruck" bzw. „Mittelwert" der Wirkungsnachweis durch wesentlich weniger Probanden erbracht werden und die entsprechenden Untersuchungen wegen der besseren Verfügbarkeit der Daten schneller durchgeführt werden.

Auch für die Evaluation von Medikamenten zur Therapie der Herzinsuffizienz könnte die 24-h-Blutdruckmessung herangezogen werden (siehe Kapitel 10, S. 86 ff). Die neueren Konzepte bei der Herzinsuffizienzbehandlung beinhalten Medikamente zur Lastsenkung wie zum Beispiel die ACE-Hemmer. Die 24-h-Blutdruckmessung, insbesondere ihr Summenwert, stellt einen leicht zugänglichen Parameter zur Messung der Nachlast dar. Damit ist es nur konsequent, diese leicht verfügbare Technik auch bei Herzinsuffizienz-Medikation einzusetzen.

6. Normales 24-h-Profil

Um Normwerte oder Charakteristika zu erstellen, untersucht man große Patientenkollektive hinsichtlich der Verteilung ihrer 24-h-Blutdruckwerte, stellt Beziehungen zwischen diesen Werten und der Mortalität auf oder bildet Äquivalenzskalen zwischen 24-h-Blutdruckwerten und Praxiswerten. Hieraus ergibt sich, daß das „Normprofil", wie auch Tabelle 5 zeigt, nicht nur durch den systolischen und den diastolischen Druck, sondern auch durch verschiedene andere Parameter charakterisiert ist (78).

Die ambulante 24-h-Blutdruckmessung am gesunden Probanden zeigt einen typischen Tag/Nachtrhythmus, bei dem der Blutdruck nachts um ca. 15 – 20 % unter den Werten des Tages liegt. Es findet sich ein deutlicher Blutdruckabfall nach dem Einschlafen; nach etwa 2 h, üblicherweise während der REM-Schlafphasen, werden die niedrigsten Blutdruckwerte gemessen. Gegen Morgen kommt es oft schon vor dem Aufwachen zu einem Anstieg des Blutdrucks und zu einem ersten Maximum nach dem Aufstehen (5). Die während des Tages gemessenen Blutdruckwerte sind höher als die am Abend registrierten.

Tabelle 6. Parameter für das „Normprofil"

Tag/Nachtabfall	15 – 20 %
24-h-Grenzmittelwert	135/85 mmHg
Schwankung um den Mittelwert	10 – 30 mmHg
Nachttal	2 bis 4 Uhr
„early morning rise"	ca. 2 h vor dem Aufstehen
Tagesgipfel	inkonstant (Maximum oft beim Anlegen des Gerätes)

Abb. 15 zeigt ein solches typisches normales Blutdruckprofil. Man sieht, daß die Druckwerte im Normbereich liegen. Der nächtliche Abfall der Kurve beginnt hier um 0 Uhr; kurz vor dem Erwachen des Probanden zwischen 7 und 8 Uhr steigt sie wieder steil an. Die Gipfel der Herzfrequenz korrelieren meist auch mit höheren Blutdruckwerten.

Dieser typische, als zirkadianer Blutdruckrhythmus bezeichnete Ablauf bleibt zumeist auch bei Patienten mit einem primären Hypertonus erhalten, während er bei sekundären Hypertonikern häufig abgeschwächt oder sogar aufgehoben ist (siehe Kapitel 7.4; S. 50 ff) (9, 69, 77, 78).

Eine medikamentöse Therapie bei primärem Hypertonus hat in der Regel keinen Einfluß auf die zirkadiane Rhythmik, so daß diese Form des Bluthochdrucks als Verschiebung des Sollwertes auf ein höheres Niveau, aber mit erhaltenen Regulationsmechanismen verstanden werden kann.

Der Tag/Nachtrhythmus des Blutdrucks ist in erster Linie aktivitätsabhängig (62), wobei die Bedeutung eines endogenen zirkadianen

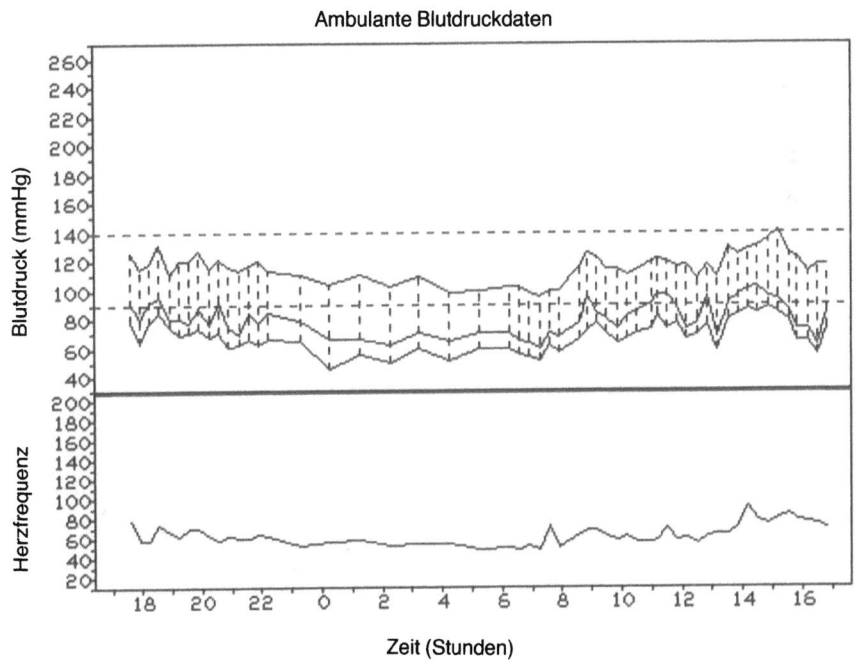

Abb. 15. Normales 24-h-Blutdruckprofil eines gesunden Probanden.

Rhythmus verschieden diskutiert wird (7, 32, 37, 48). Unter den Bedingungen, wie sie bei Nachtarbeit gegeben sind, ist der Blutdruck während der nächlichen Phase der Aktivität erhöht und sinkt während des Schlafens am Tage ab. Bei immobilisierten Patienten zeigt sich eine Abschwächung der Tag/Nachtunterschiede, ohne daß die zirkadiane Rhythmik insgesamt verloren ginge. Bei einer mit großer Zeitverschiebung einhergehenden Reise ist erst nach Tagen die normale zirkadiane Rhythmik wiederhergestellt. Untersuchungen an Apallikern haben gezeigt, daß ein zirkadianer Rhythmus nachgewiesen werden konnte, obwohl lediglich die Stammhirnfunktionen erhalten waren (32).

Allgemein läßt sich über die physiologischen Schwankungen, denen Blutdruck und Herzfrequenz unterliegen, folgendes sagen: Den vorwiegend belastungsabhängigen Blutdruckveränderungen ist ein typisches zirkadianes Muster mit einem nächtlichen Blutdruckabfall unterlegt. Die absoluten Schwankungen des systolischen Druckes sind größer als die des diastolischen Druckes, wobei Hypertoniker insgesamt eine größere Blutdruckvariabilität aufweisen als gesunde Menschen (24, 30). Die Herzfrequenzänderungen über 24 h sind sowohl bei Menschen mit normalem wie auch mit erhöhtem Blutdruck gleich (23).

Wie sind nun diese gewonnenen Daten auszuwerten und in ihrer Bedeutung für die Definition eines Normbereiches unter Berücksichtigung möglicher Organschäden durch den Hypertonus einzuschätzen? Verschiedene Arbeiten kommen zu dem Schluß, daß Tagesdurchschnittswerte von 135/85 mmHg ohne resultierende Organveränderungen toleriert werden (57, 72, 79). Naturgemäß steht der Beweis dieser Annahme aus, da systematische Langzeitbeobachtungen fehlen. Der Nachtmittelwert wie auch der 24-h-Grenzmittelwert sollten aber auf jeden Fall unter dem Tagesgrenzwert von 135/85 mmHg liegen, wie zahlreiche Studien belegen (57, 60).

Die deutsche Hochdruckliga gibt als Empfehlung nur den Tagesgrenzmittelwert von 135/85 mmHg an. Aus dem „Sollabfall" des Nachtmittelwertes um mindestens 15 % läßt sich ein Nachtgrenzmittelwert von 114,75/72,25 mmHg für die Stunden zwischen 22 und 6 Uhr errechnen. Aus dem Tages- (135/85) und Nachtmittelwert (115/72) entsteht so ein 24-h-Grenzmittelwert von 128/81 mmHg (2).

Bei gesunden Probanden (Alter 20 – 59 Jahre) liegt der systolische 24-h-Blutdruckmittelwert bei ca. 120 mmHg und die diastolischen Druckmittelwerte bei ca. 78 mmHg. Gesunde Frauen haben mit im

Durchschnitt 115/75 mmHg niedrigere Blutdruckwerte als gesunde Männer mit 125/80 mmHg (10, 14, 31, 67).

Die Elastizität und Dehnbarkeit der Blutgefäße nimmt mit zunehmendem Alter ab. Daher ist bei älteren Menschen die Tendenz zu einem erhöhten systolischen Blutdruckwerten gegeben, mit der Extremform der isolierten systolischen Hypertonie (12).

In die Bewertung eines durch ABP-Monitoring erhaltenen Tagesprofils sollten neben den Blutdruckmittelwerten des gesamten Meßzyklus auch die Mittelwerte während der Tages- und der Nachtzeit, und zwar jeweils für den systolischen und den diastolischen Druck, einbezogen werden.

Berücksichtigt werden sollten weiterhin die Höhe der Spitzenwerte und der Zeitraum, über den sie bestanden, die statistischen Auswertungen der Herzfrequenz sowie die Anzahl der Grenzwertüberschreitungen (Anzahl der Meßwerte über 140/90 mmHg in Prozent); so wird eine Beurteilung des Hypertonieschweregrades erleichtert.

Eine Ausdehnung der Blutdruckregistrierung über mehr als 24 Stunden hinaus liefert in der Regel keine weiteren Erkenntnisse, da die durchschnittlichen systolischen und diastolischen Werte bei ABDM an Tagen mit vergleichbarer Aktivität gut reproduzierbar sind (33, 78). Bei der computergestützten Auswertung der Blutdruckdaten sollte darauf geachtet werden, daß ihr eine aussagekräftige Untersuchung mit mehr als 48 auswertbaren Messungen pro 24 h zugrundeliegt (2).

7. Pathologisches 24-h-Profil

7.1. Typische Formen der Hypertonie im 24-h-Blutdruckprofil

Mit Hilfe der 24-h-Blutdruckmessung lassen sich verschiedene Typen von Abweichungen vom Normalprofil abgrenzen:

Veränderungen des Tagwertes können durch Situationen körperlicher oder psychischer Belastung bedingt sein (61, 30). Abbildung 16 zeigt beispielsweise das Profil eines Patienten, der angab, daß ihm – gerade zum Zeitpunkt der Messung – eine schlechte Nachricht mitgeteilt worden sei. Die Blutdruckspitze im Tagesprofil ist deutlich zu erkennen. Manchmal ist es auch der Arztbesuch, der eine solche Blutdrucksituation hervorrufen kann. In Abb. 17 ist das typische Profil einer sog. Weißkittel-Hypertonie gezeigt, mit hohen Werten beim An- und Ablegen des Gerätes und sonst normotonen Werten. Um die Veränderungen des Tagwertes richtig zuordnen zu können, empfiehlt es sich, den Patienten ein Protokoll führen zu lassen, in dem er besondere Vorkommnisse, Belastungen und Beschwerden angeben kann (63).

Auch nach ihrer Schwankungsbreite lassen sich die Profile von Hypertonikern unterscheiden. Bei manchen Patienten zeigt sich ein „sägezahnähnliches" Tagesprofil (Abb.18), bei anderen liegen die Schwankungen nur im normalen 10 – 30 mmHg-Bereich, wobei hier durchaus der gleiche Tagesmittelwert resultieren kann.

Eine pathologische Form des 24-h-Blutdruckprofils ist der fehlende Abfall der nächtlichen Blutdruckwerte. Bei diesen Patienten liegen die nächtlichen Blutdruckwerte zwar formal im Normbereich; es stellt sich aber durchaus die Frage, ob dieser Zustand, der ja stark vom physiologischen Verhalten abweicht, als normal bezeichnet werden kann. Auf

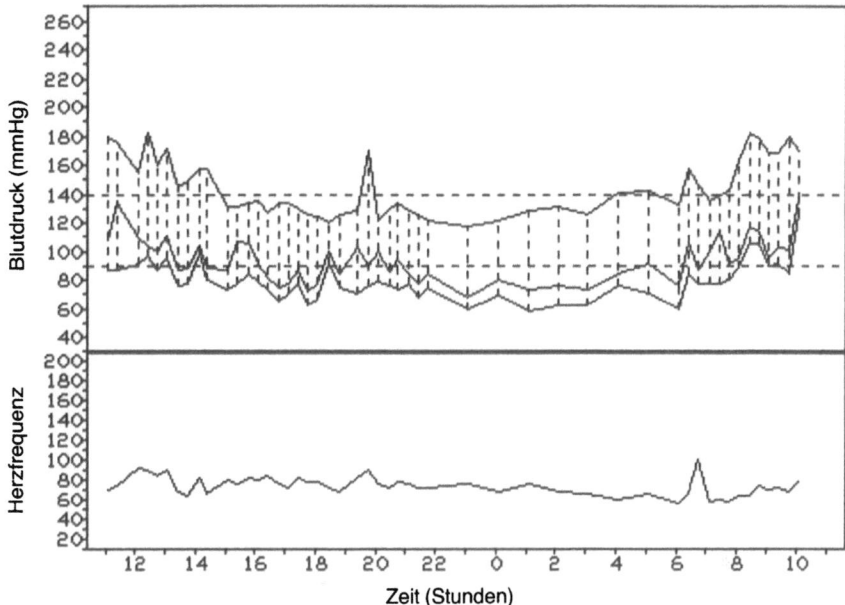

Abb. 16. 24-h-Blutdruckprofil eines medikamentös behandelten Hypertonikers (Einnahme der Medikation um 14 Uhr). Bei einer starken psychischen Beanspruchung um 19.45 Uhr stieg der Blutdruck systolisch steil an.

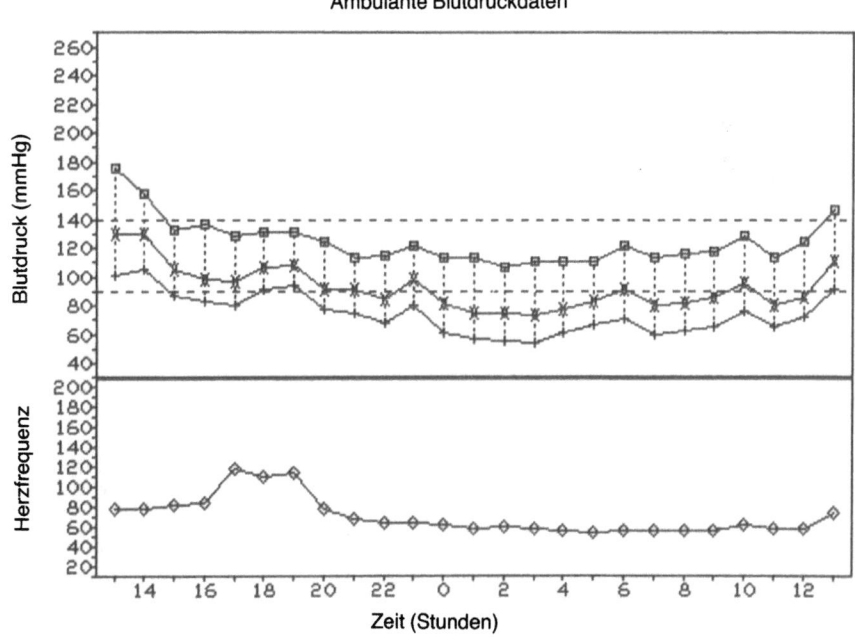

Abb. 17. 24-h-Blutdruckprofil eines Patienten mit „White-coat"-Hypertonie. Typischerweise sind der erste und der letzte in Gegenwart des Arztes gemessene Wert am höchsten.

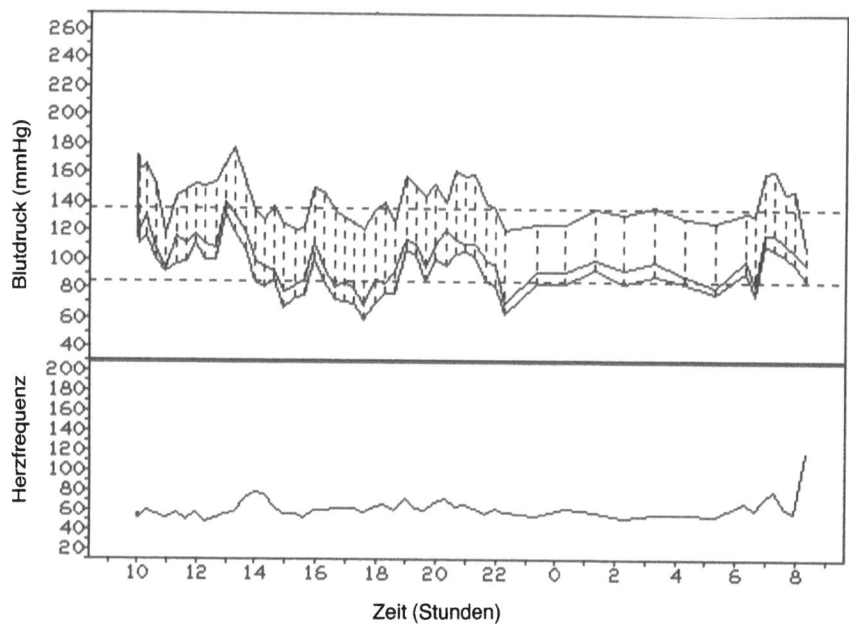

Abb. 18. 24-h-Blutdruckprofil eines stark schwankenden Hypertonikers

diese Problematik wird noch einmal gesondert in Kapitel 7.4. (S. 50) eingegangen.

Der typische Hypertoniker hat ein gegenüber dem Normalprofil parallel nach oben versetztes Blutdruckprofil (Abb. 19). Sowohl die Tages- als auch die Nachtwerte liegen über dem Grenzwert.

7.2. Korrelation zwischen 24-h-Blutdruckbefund und Belastungshypertonie (Ergometrie)

Schon lange vor Entwicklung der Langzeitblutdruckmeßgeräte wurde versucht, die Zuverlässigkeit der punktuellen Blutdruckmessung durch Blutdruckregistrierung unter Belastungsbedingungen zu kompensieren. Man war der Meinung, daß „latente Hypertonien" durch belastungsinduzierte erhöhte Blutdruckwerte zu erkennen seien.

Tatsächlich zeigte sich in systematischen Untersuchungen (25), daß bei Patienten mit Belastungshypertonie in einem sehr viel höheren Pro-

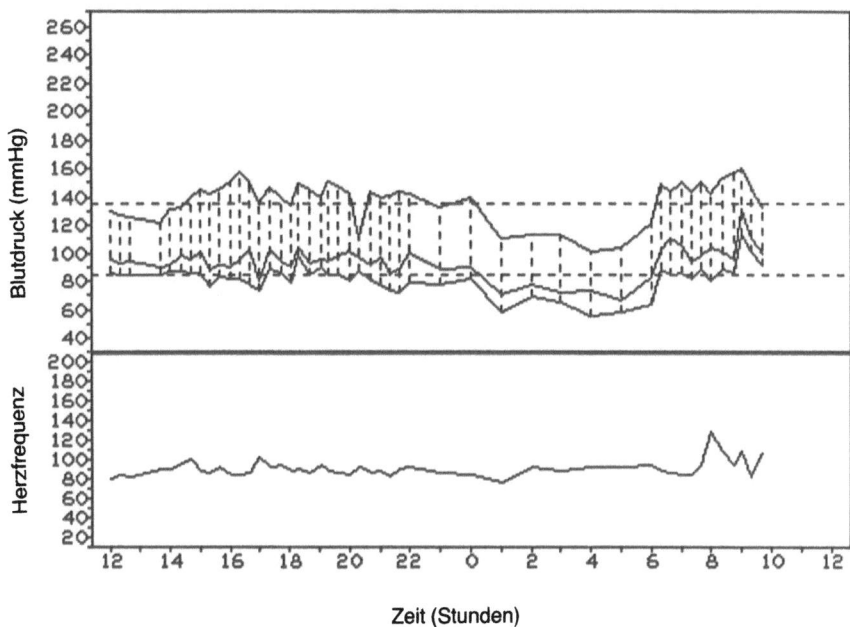

Abb. 19. 24-h-Blutdruckprofil eines Hypertonikers, der in seinen konstant erhöhten Blutdruckwerten nur wenig Variabilität aufweist

zentsatz auch die 24-h-Blutdruckprofile ein pathologisches Bild zeigten.

Die Methode der Feststellung einer Belastungshypertonie ist durchaus in der Lage, die Information der punktuellen Messung zu verbessern. Die 24-h-Blutdruckmessung ist diesem Verfahren aber sicherlich insofern überlegen, als sie das Blutdruckverhalten während einer längeren Phase und insbesondere während der Nacht dokumentiert. Hinsichtlich der Belastungsreaktionen ist natürlich eine weitgehende Übereinstimmung der beiden Methoden zu erwarten.

7.3. 24-h-Blutdruckbefund im Zusammenhang mit Hypertrophiezeichen bzw. Organschädigung

Die Festlegung eines Normbereichs für die ambulante 24-h-Blutdruckmessung setzt Untersuchungen über den Zusammenhang der mit dieser Methodik erhaltenen Werte zu Folgeschäden durch den Hypertonus voraus. Ein Bluthochdruck steht, abhängig von Schweregrad und Dauer, in Zusammenhang mit einer linksventrikulären Hypertrophie. Diese korreliert ihrerseits gut mit anderen Organveränderungen, wie sie sich z.B. an den Netzhautgefäßen zeigen. In vielen Studien wurde gezeigt, daß die Ergebnisse der 24-h-Blutdruckmessung in einer näheren Beziehung zur Entstehung von Endorganschäden stehen als die punktuellen Meßwerte (17, 67, 70, 82).

Möglicherweise erlaubt die 24-h-Blutdruckmessung eine bessere Prognose für das Auftreten kardiovaskulärer Komplikationen. Gerade jüngere Menschen und Patienten mit einem Grenzwert-Hypertonus können aufgrund des Blutdruckprofils im Hinblick auf ihr kardiovaskuläres Risiko besser eingeschätzt werden.

Bei älteren Menschen und Patienten mit bereits vorhandenen Organschäden durch den Hypertonus ist eine prognostische Aussage nicht mehr bzw. nur eingeschränkt möglich. Kardiovaskuläre Ereignisse treten unabhängig vom festgestellten Tagesmittel des Blutdrucks auf (2). Dies verringert aber nicht die Bedeutung der ambulanten 24-h-Blutdruckregistrierung für diese Patientengruppe: Zwar kann keine prognostische Aussage über das zeitliche Eintreten kardiovaskulärer Komplikationen mehr gemacht werden, doch können möglicherweise bevorstehende vaskuläre Ereignisse durch die Beobachtung der Blutdrucksituation im Tag- und Nachtverlauf mit entsprechenden therapeutischen Konsequenzen verhindert werden. Das Ausmaß einer durch den Bluthochdruck verursachten linksventrikulären Hypertrophie ist, unter Berücksichtigung der Dauer des Hypertonus, am besten mit den an einem Arbeitstag des Patienten gemessenen Blutdruckwerten assoziiert; hierbei sind die systolischen Druckwerte von größerer Aussagekraft als die diastolischen Werte.

7.4. Aufhebung der Tag-/Nachtrhythmik

Nur die ambulante 24-h-Blutdruckmessung erlaubt derzeit einen Einblick in die Nachtphase des Blutdruckes und kann Aufschluß über einen gegebenenfalls vorliegenden aufgehobenen Tag-/Nachtrhythmus geben. Der Blutdruck sollte in den Nachtstunden im Normalfall um über 10 %, optimalerweise um 15 – 20 % absinken.

Ein Patient mit mäßigem bis schwerem Hypertonus am Tage bei Absinken auf normotone Werte in der Nacht hat durchaus ein geringeres kardiovaskuläres Risiko als ein Patient mit leicht hypertensiven Werten, die nachts nicht absinken (68). Die Bedeutung des nächtlichen Blutdruckabfalls ist daran zu sehen, daß linksventrikuläre Hypertrophie wie kardiovaskuläre Erkrankungen bei Patienten mit aufgehobener zirkadianer Rhythmik häufiger auftreten (70). Ein fehlender Tag-/Nachtrhythmus findet sich überwiegend bei Patienten mit Organschädigungen durch den Hypertonus, bei Patienten mit ausgeprägter Arteriosklerose, autonomer Dysfunktion und in der ersten Zeit nach Herztransplantation, bei Patienten mit Nierenarterienstenosen oder chronischer Niereninsuffizienz, einem M. Cushing, einem Phäochromozytom oder während einer Schwangerschaft im Zusammenhang mit einer EPH-Gestose (65).

In der Literatur wurde eine solche Aufhebung der zirkadianen Rhythmik häufig im Zusammenhang mit einem sekundären Hypertonus gesehen (6, 9, 30, 47, 69). Der Befund eines aufgehobenen Tag-/Nachtrhythmus bedeutete für den praktisch tätigen Arzt daher die dringliche Aufforderung, nach einer Ursache für die Hypertonie des betreffenden Patienten zu suchen.

Wir stellten uns die Frage, ob die Aufhebung des Tag-/Nachtrhythmus wirklich grundsätzlich auf eine sekundäre Hypertonie zurückzuführen ist oder auch durch andere Ursachen entstehen kann.

In einem großen Kollektiv von 343 Patienten haben wir deshalb untersucht, ob ein aufgehobener Tag-/Nachtrhythmus im 24-h-Blutdruckprofil zwingend auf eine sekundäre Hypertonie schließen läßt, bzw. wie oft dieser sich auch bei primären Hypertonikern findet.

Hierzu erfolgte eine Blutdruckmessung über 24 Stunden mit einem ambulanten automatischen Blutdruckmeßgerät der Firma SpaceLabs (Typ SL 90207, Bellevue, WA, USA), TM-2420 (AND/Takeda, Tokio, Japan) oder Accutracker II (Reynolds, Feucht).

343 Patienten wurden in zwei Gruppen unterteilt:

a) 140 Patienten (mittleres Alter: 51 ± 24 Jahre) hatten einen sekundären Hypertonus. Davon wurden 35 antihypertensiv behandelt; 105 waren seit mindestens 2 Wochen ohne medikamentöse Therapie. Diese 105 unbehandelten sekundären Hypertoniker sind in Tabelle 6 nach Diagnose, Anzahl, Geschlecht und vorhandenem Tag-/Nachtrhythmus aufgeschlüsselt. Ein Mindestabfall von 8 % galt als positiver Tag-/Nachtabfall. Tabelle 7 zeigt den prozentualen Tag-/Nachtabfall von 10 ausgewählten Kasuistiken. Unter den sekundären Hypertonikern befanden sich in einem hohen Anteil Herz-, oder Nierentransplantierte und langjährige Diabetiker mit Hinweis auf einen Nierenparenchymschaden.

Tabelle 6. Patientendaten der 105 sekundären Hypertoniker ohne medikamentöse Therapien

Diagnosen	Anzahl (n)	Geschlecht (m/w)	Tag-/Nachtabfall (ja/nein)
Insgesamt	105	69/36	40/65
schwere Niereninsuffizienz (Dialyse)	8	04/04	04/04
Herztransplantierte	31	25/06	11/20
Nierentransplantierte	27	17/10	07/20
Diabetiker mit schweren Organschäden	20	11/09	10/10
Nierenarterienstenose	10	06/04	04/06
Aortenisthmusstenose	3	03/00	01/02
Conn-Syndrom	1	01/00	00/01
Morbus Cushing	2	01/01	01/01
EPH-Gestose	2	00/02	01/01
Phäochromozytom	1	01/00	01/00

Tabelle 7. Prozentualer Tag-/Nachtabfall von 10 ausgewählten Kasuistiken

Tag/Nachtabfall in %

Fall Nr.	1	2	3	4	5	6
syst.	9,5	−1,6	20,7	−2	13,5	6
diast.	12,9	3,1	21,9	12	16,8	2,3
Fall Nr.	7	8	9	10		
syst.	11,4	10,9	5,4	−0,5	14,6	6,7
diast.	8,1	20,4	10,1	−1,1	15,3	6,3

b) Die zweite Gruppe bestand aus 203 Patienten mit primärer, essentieller Hypertonie; nach umfassender Hypertoniediagnostik fanden sich bei diesen Patienten keine Hinweise auf eine sekundäre Hypertonie. Sie wurden in eine behandelte (n = 143) bzw. unbehandelte (n = 60; mittleres Alter 52 ± 23 Jahre) Gruppe unterteilt.

In die Untersuchung der Tag-/Nachtdifferenz wurden nur die Patienten ohne Therapie einbezogen, da eine antihypertensive Therapie oft den Tag-/Nachtrhythmus verfälscht. Beim Vergleich der in Frage kommenden Kollektive der sekundären Hypertoniker I (n = 105) und primären Hypertoniker II (n = 60) zeigte sich in Gruppe I bei 65 Patienten (70 %) ein aufgehobener Tag-/Nachtrhythmus (Tag-/Nachtdifferenz unter 8 %), in Gruppe II dagegen bei 10 Patienten (16 %).

In der Betrachtung von Einzelkasuistiken ist hinsichtlich der Tag-/Nachtrhythmik allerdings keine durchgehende Regelhaftigkeit zu erkennen. In Abb. 20 bis 22 sind 10 unterschiedliche Patienten und ihre Blutdruckprofile dargestellt.

Abb. 20 a) (Fall 1) zeigt das Profil eines gesunden Probanden mit normalem Blutdruck und einem normalen Tag-/Nachtabfall, Abb. 20 b) (Fall 2) dagegen einen normalen Blutdruck, aber einen aufgehobenen Tag-/Nachtrhythmus. Dies als ein Beispiel dafür, daß auch bei Normotonikern ein abgeschwächter bzw. aufgehobener Tag-/Nachtrhythmus bestehen kann. Abb. 20 c) und d) (Fall 3 und 4) zeigen zwei essentielle Hypertoniker. Auch diese beiden Patienten unterscheiden sich in ihrem Tag-/Nachtrhythmus. Während in Abb. 20 c) (Fall 3) trotz vorhandener Hypertonie ein „normaler" Tag-/Nachtrhythmus in einem parallel verschobenen Blutdruckprofil zu sehen ist, fehlt in Abb. 20 d) (Fall 4) der nächtliche Abfall des Blutdrucks. Der Tag-/Nachtabfall beträgt in Fall 3 systolisch und diastolisch ca. 20 %. In Fall 4 dagegen sinkt der Blutdruck nur diastolisch ab. In beiden Fällen war in umfassenden Untersuchungen eine sekundäre Hypertonie weitestgehend ausgeschlossen worden.

Abb. 21 a) und b) zeigen zwei Patienten aus unserem Transplantationsprogramm (Herz in Fall 5, Niere in Fall 6); die Messung erfolgte 4 Monate nach der Transplantation; die Patienten zeigten keine Abstoßungsreaktionen. Während in Fall 5 bei erhöhtem Blutdruck ein regelhafter nächtlicher Abfall zu erkennen ist, liegt in Fall 6 ein aufgehobener Tag-/Nachtrhythmus vor. Abb. 21 c) zeigt einen Patienten mit Phäochromozytom (Fall 7) und d) einen langjährigen, insulinpflichtigen Diabetiker mit bereits bestehenden Organschäden (Fall 8). In beiden Fällen läßt sich ein erhaltener Tag-/Nachtrhythmus erkennen.

Abb. 22 zeigt weitere 4 Fälle (Fall 9 – 12) von Patienten mit sekundärer Hypertonie. Patient 9 (Abb. 22 a) hat eine Aortenisthmusstenose, und sein Blutdruckprofil weist nur einen geringen nächtlichen Abfall auf. Patient 10 ist seit 4 Jahren Dialysepatient aufgrund einer terminalen Niereninsuffizienz unbekannter Äthiologie. Dieser Patient hat einen massiven Hypertonus und einen aufgehobenen Tag-/Nachtrhythmus. Fall 11 zeigt einen Patienten mit Nierenarterienstenose vor und nach Dilatation. Vor der Dilatation erkennt man eine eindeutige Tag-/Nachtrhythmik trotz einer klassischen sekundären Hypertonie, nach Dilatation allerdings hat sich der Blutdruck zwar normalisiert, der Tag-/Nachtrhythmus ist nun aber aufgehoben.

Die zirkadiane Rhythmik des Blutdrucks wird durch unterschiedlichste Faktoren gesteuert. Diskutiert werden unter anderem hormonelle Einflüsse, Innervation, Zustand der Gefäßwände, und organische Gründe wie z.B. Nierenschäden oder Diabetes mellitus (35, 40, 59).

Langjährige Diabetiker mit Organschäden zum Beispiel können zwar mit gewissen Recht zu den sekundären Hypertonikern gezählt werden, es ist aber durchaus möglich, daß eine Aufhebung der Tag-/Nachtrhythmik Folge des lang bestehenden Diabetes ist, also durch eine Mikroangiopathie und aufgehobene Regulationsmechanismen bedingt ist; die Verknüpfung sekundäre Hypertonie – aufgehobene Tag-/Nachtrhythmik wäre somit nur zufällig gegeben. Beide Folgeerscheinungen werden wahrscheinlich zu unterschiedlichen Zeitpunkten der Erkrankung manifest.

Fall 1
a

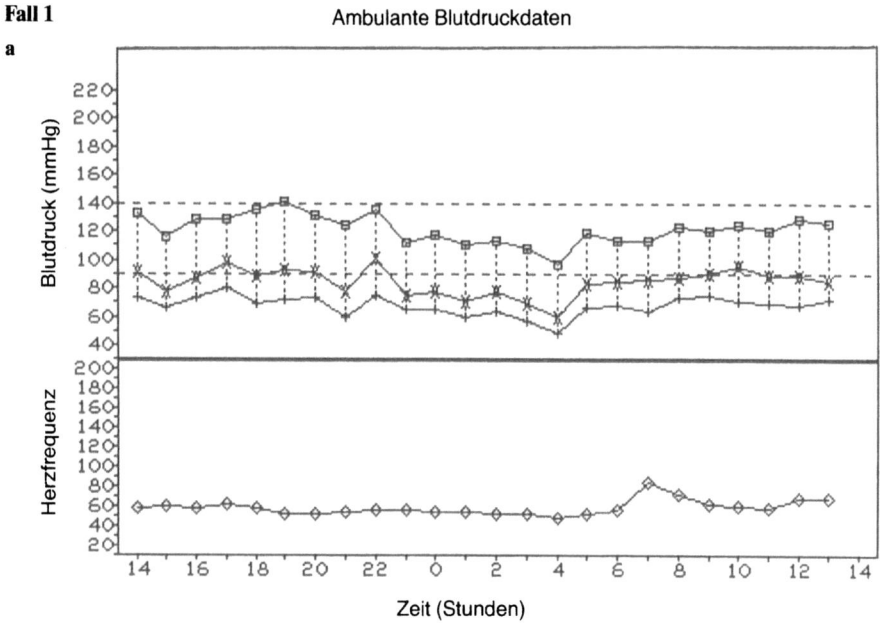

Fall 2
b

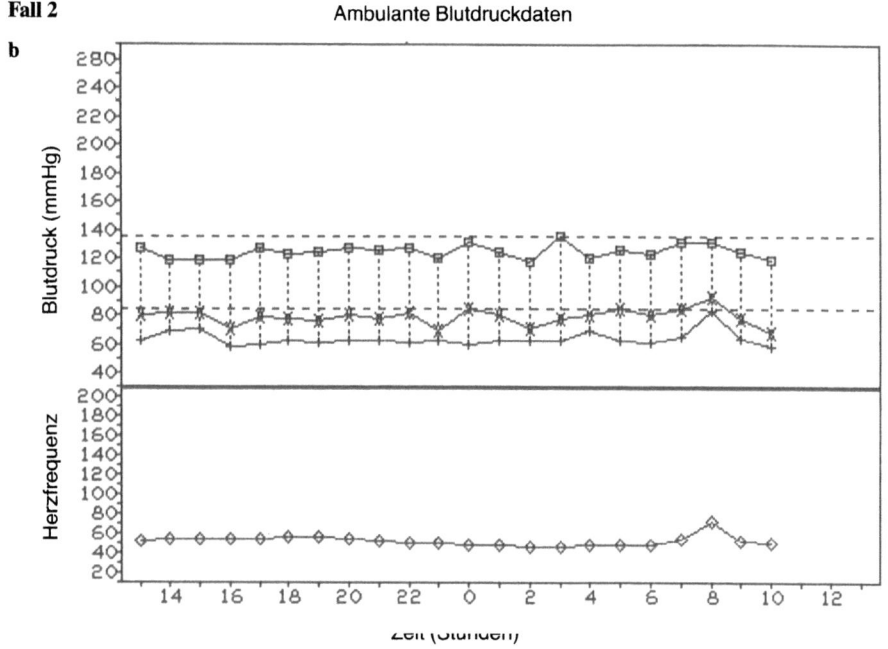

Fall 3

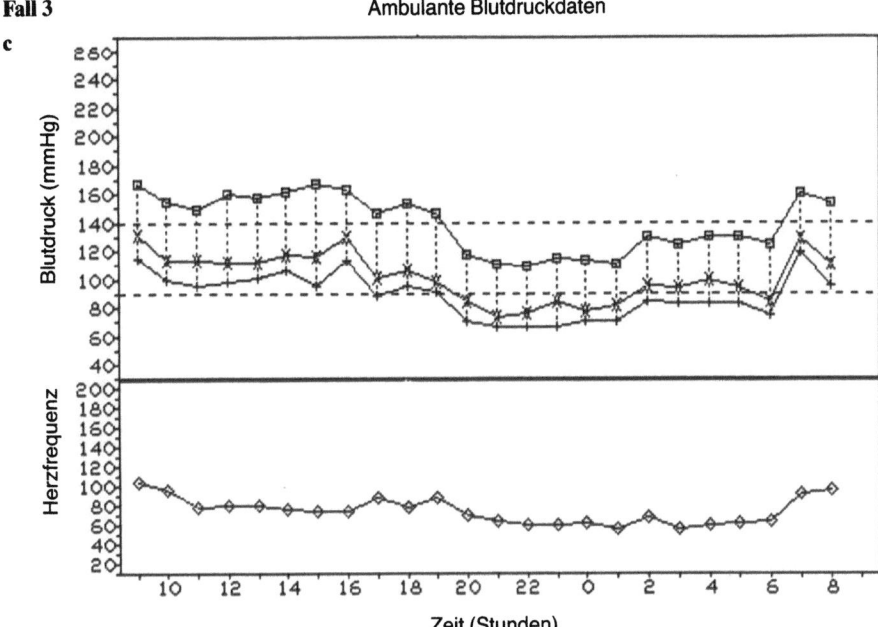

Fall 4

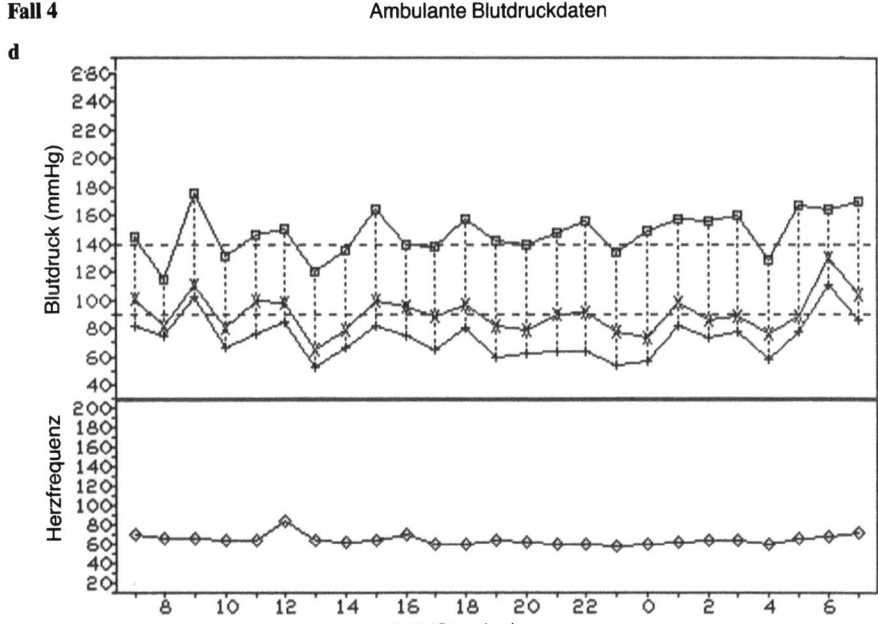

Abb. 20 a-d: Die Abbildung zeigt jeweils die stündlichen Mittelwerte der systolischen und diastolischen Blutdruckdaten. Zu sehen ist ein normales 24-Stunden-Blutdruckprofil a) (Fall 1) und in b) ein 24-Stunden-Blutdruckprofil eines Patienten mit normalem Druck, jedoch fehlendem nächtlichen Abfall (Fall 2). Es folgen zwei Beispiele für essentielle Hypertonie (Fall 3 und 4) gezeigt: In Fall 3 (c) ist ein Tag-/Nachtabfall vorhanden, in Fall 4 (d) ist dieser aufgehoben.

Fall 5

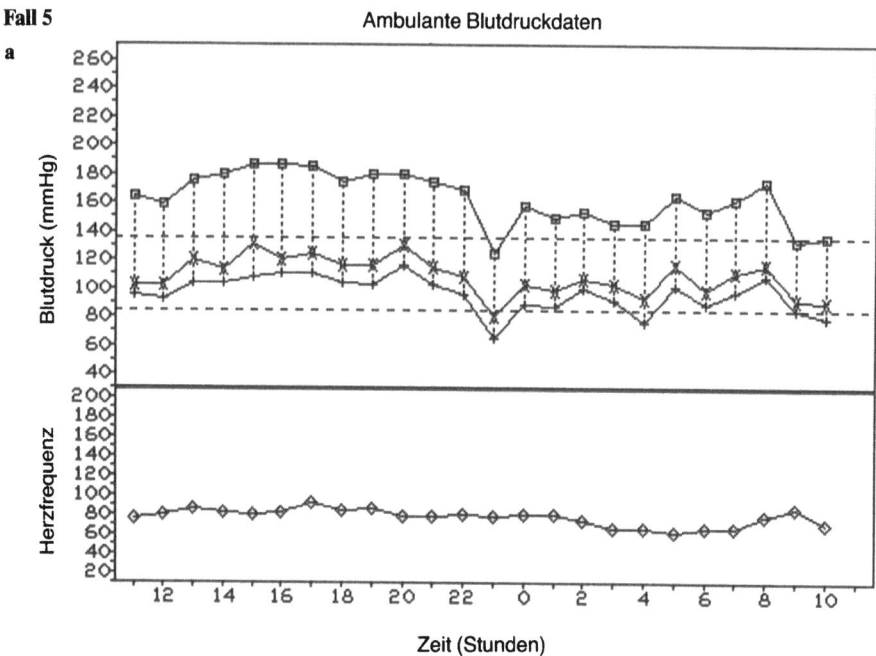

Fall 6

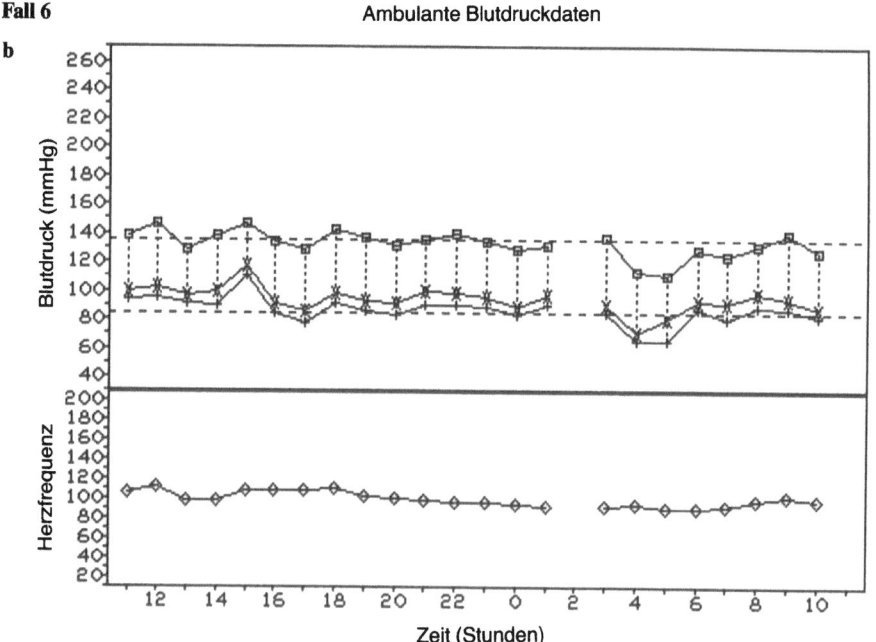

Fall 7

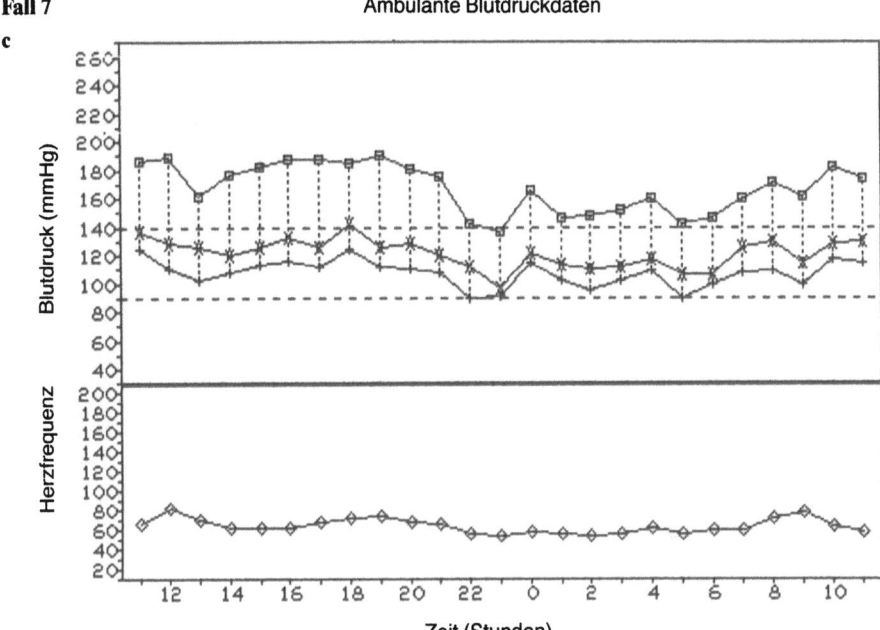

Fall 8

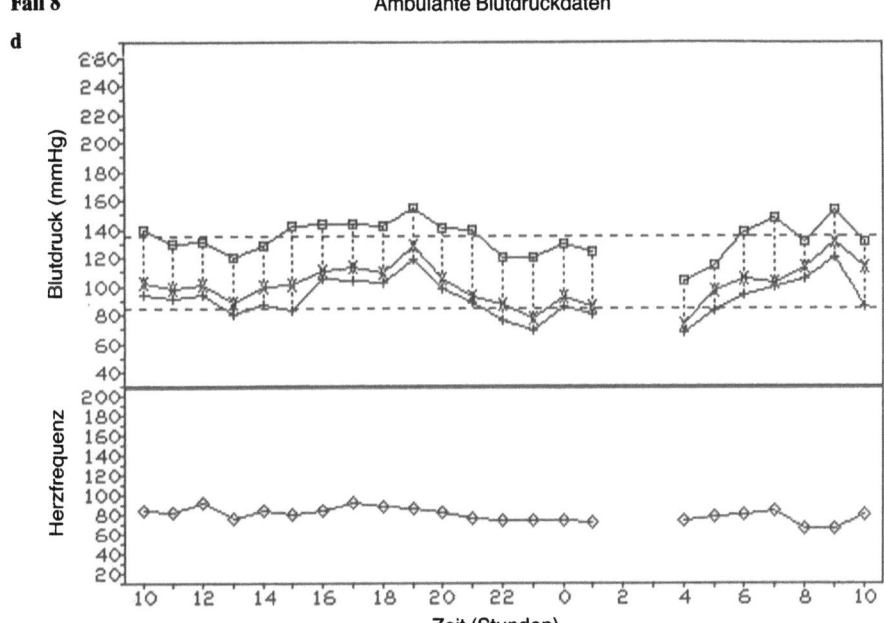

Abb. 21 a-d: Die Abbildung zeigt jeweils die stündlichen Mittelwerte der systolischen und diastolischen Blutdruckdaten. Fall 5 und 6 (a, b) sind Beispiele für Transplantationspatienten (Fall 5: Zustand nach Nierentransplantation; Fall 6: Zustand nach Herztransplantation). Weiter zeigt die Abbildung einen Patienten mit Phäochromozytom (Fall 7) und einen Patienten mit Diabetes mellitus (Fall 8).

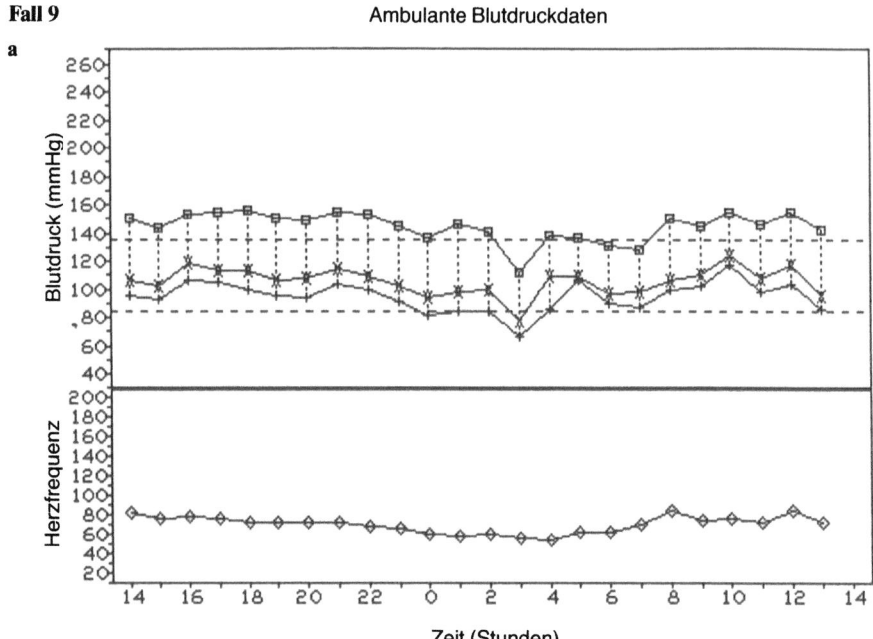

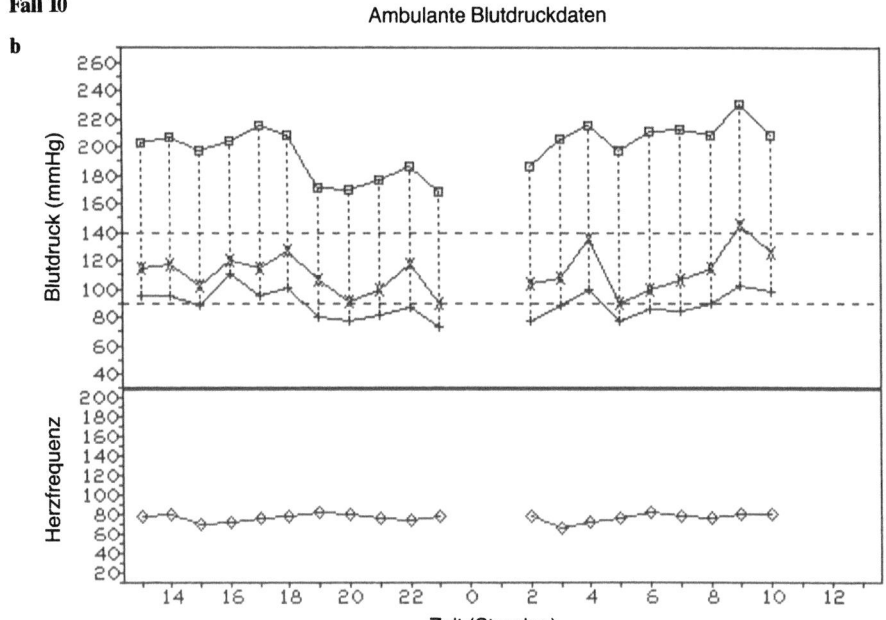

Fall 11 a
c

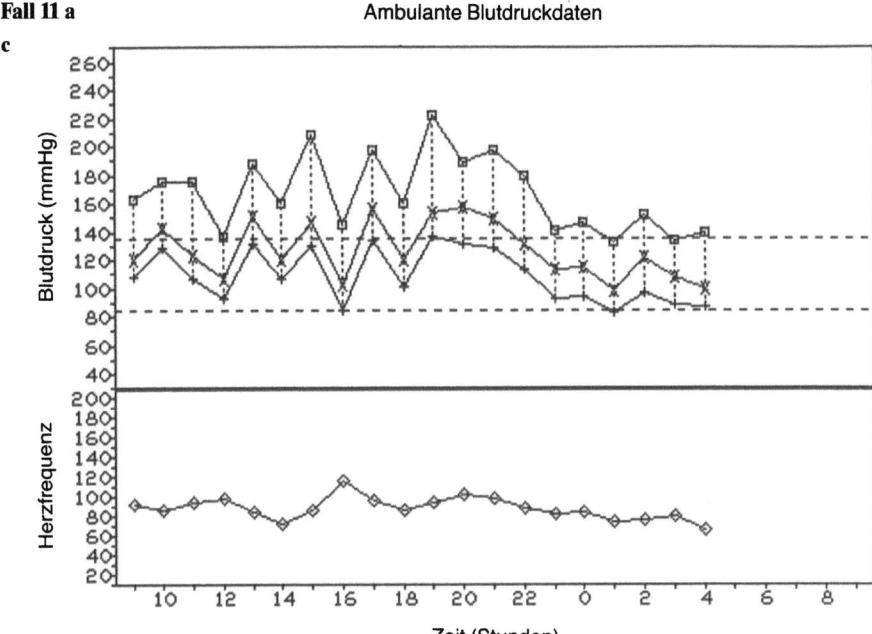

Fall 11 b
d

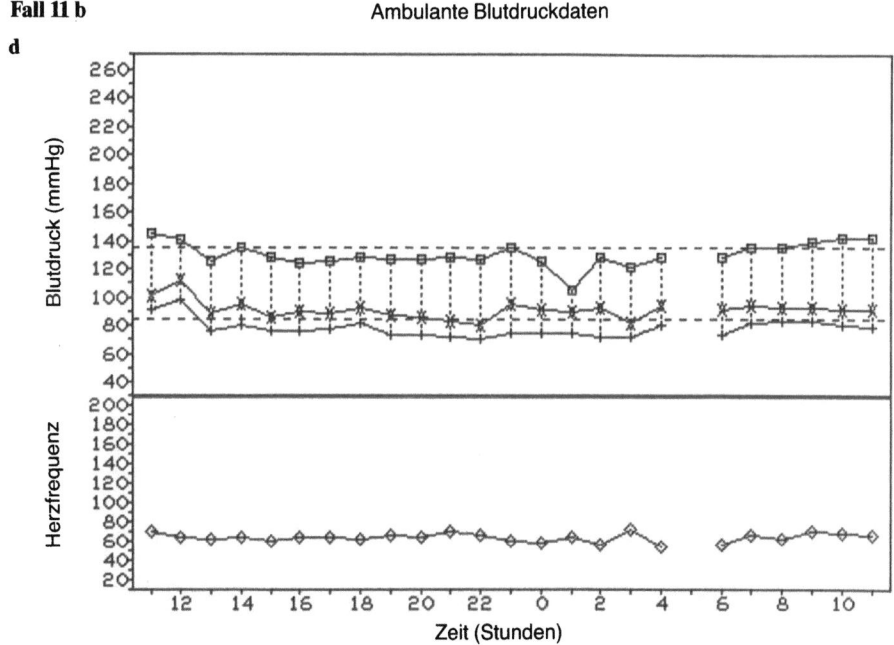

Abb. 22 a-d: Die Abbildung zeigt jeweils die stündlichen Mittelwerte der systolischen und diastolischen Blutdruckdaten. Zu sehen sind drei Beispiele für Patienten mit Gefäßkrankheiten: Fall 9: Aortenisthmusstenose (a), Fall 10: Dialysepatient (b), Fall 11: ein Patient mit Nierenarterienstenose vor (c) und nach (d) Dilatation

Ebenso ist eine Verknüpfung der sekundären Hypertonie bei „terminaler Niereninsuffizienz" mit dem aufgehobenen Tag-/Nachtrhythmus nicht zwingend: die aufgehobene Tag-/Nachtrhythmik ist nicht Folge der Hypertonie, sondern Folge der mit der Niereninsuffizienz einhergehenden Denervierung.

Auch nach Herz- bzw. Nierentransplantation wird häufig gleichzeitig eine Hypertonie und ein aufgehobener Tag-/Nachtabfall beobachtet, ohne daß zwangsläufig eine kausale Verbindung zwischen beiden bestehen muß. Beide Phänomene können zum Beispiel Folge der Zyklosporinmedikation sein (1); bei Herztransplantierten ist die aufgehobene Tag-/Nachtrhythmik auch eher als Folge der kardialen Denervierung anzusehen; sie steht mit der Hypertonie der Herztransplantierten nicht unbedingt in Zusammenhang.

Anhand der oben gezeigten Kasuistiken und der prozentualen Verteilung der primären bzw. sekundären Hypertoniker mit aufgehobener Tag-/Nachtrhythmik läßt sich sagen, daß der Befund eines aufgehobenen Tag-/Nachtabfalles zwar auf eine sekundäre Hypertonie hinweist, keineswegs aber beweisend oder spezifisch dafür ist.

7.5. Sondergruppen

7.5.1. Nieren-Patienten

Nierentransplantation: Nach Nierentransplantation ist die zirkadiane Rhythmik von Blutdruck und Herzfrequenz gedämpft. Bei 28 Patienten nach Nierentransplantation zeigte sich nur noch eine geringe Senkung des systolischen Blutdrucks während der Nacht von 2,9 mmHg (8) gegenüber einem Abfall von mehr als 10 % bei gesunden Probanden und bei Patienten mit essentieller Hypertonie. Dieser Verlust des zirkadianen Rhythmus ist nicht mit der Zyklosporin- oder Kortikosteroid-Therapie zu erklären. Möglicherweise sind die längere Dauer der schädigenden Urämie während der Niereninsuffizienz bis zur Nierentransplantation und die nicht auf das Herz beschränkte, sondern generalisierte Polyneuropathie hierfür bedeutsam. Weiterhin mag wichtig sein, daß nach Nierentransplantation die „kranken" Nieren in der Regel im Körper belassen werden und eine humorale Wirkung haben.

Nierenarterienstenose: Das typische 24-h-Profil eines Patienten mit Nierenarterienstenose hat eine aufgehobene zirkadiane Rhythmik. Schon Stunden nach einer Dilatation der Stenose jedoch ist der Tag-/Nachtabfall wiederhergestellt (4). Der 24-h-Mittelwert dieser Patienten ist Tage nach der Dilatation oftmals um mehr als 10 mmHg gesenkt. Abbildung 23 zeigt die linke Arteria renalis eines Patienten vor und nach erfolgreicher PTA (perkutane transluminale Angioplastie). Es ist zu sehen, daß sich im 24-h-Blutdruckprofil der Tag-/Nachtrhythmus wieder stabilisiert und die Blutdruckwerte schon leicht abgesunken sind (Abb. 24).

7.5.2. Frauen

Orale Kontrazeptiva: Kontrazeptiva stehen seit langer Zeit in dem Verdacht, Hypertonien zu induzieren bzw. sie zu verstärken. Untersuchungen mit der punktuellen 24-h-Blutdruckmessung haben ergeben, daß ca. 5 Prozent der Frauen, die orale Kontrazeptiva einnehmen, einen manifesten Hypertonus entwickeln (12).
Dies wurde jedoch bisher noch nicht in Studien mit ambulantem Blutdruckmonitoring bewiesen. In einer bei uns noch laufenden Untersuchung konnte jedoch dieser Verdacht bereits bestätigt werden. Die vorläufigen Ergebnisse zeigen nach Absetzen der „Pille" eine Absenkung des Blutdrucks im 24-h-Mittelwert um mindestens 3 bis 5 mmHg diastolisch und 2 bis 3 mmHg systolisch (Publikation in Vorbereitung).

Schwangerschaft/Gestosen: In Europa werden bis zu 5 Prozent der Schwangerschaften durch eine bereits bestehende und sich verstärkende Hypertonie oder aber durch eine Hypertonie als Teil des komplexen Syndroms der Präklampsie schwerwiegend kompliziert. Da es hier zu hypertensiven Krisen bis hin zur Lebensgefahr für Mutter und Kind kommen kann, ist eine intensive Überwachung des Blutdruckverhaltens wichtig (65). Gerade bei der Präklampsie treten die höchsten Blutdruckwerte vor allem in der Nacht auf. Durch die 24-h-Blutdruckmessung ist es möglich, auch diese Phase zu überwachen.

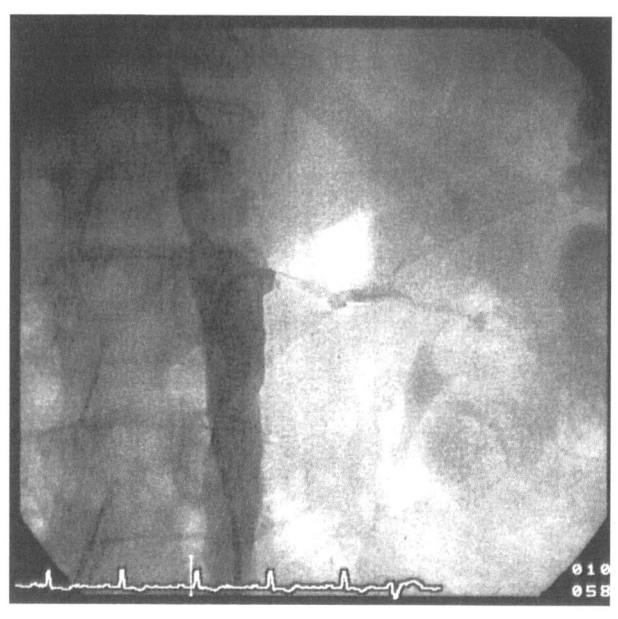

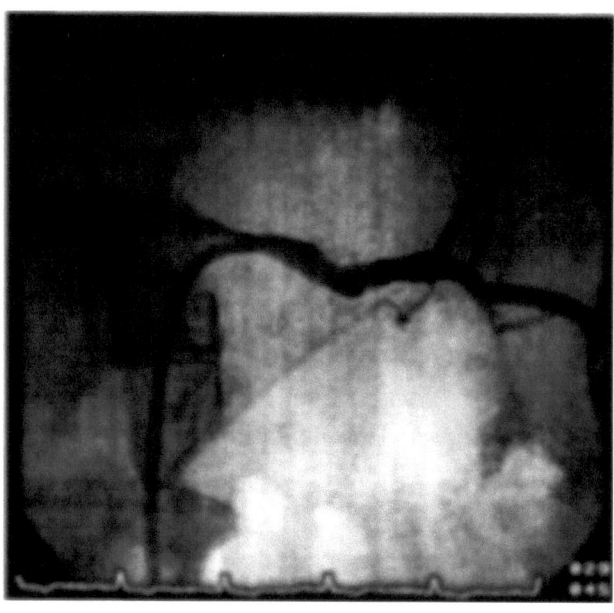

Abb. 23. Stenose der Arteria renalis rechts bei einer Katheteruntersuchung (a) und Arteria renalis nach erfolgreicher Ballondilatation (b)

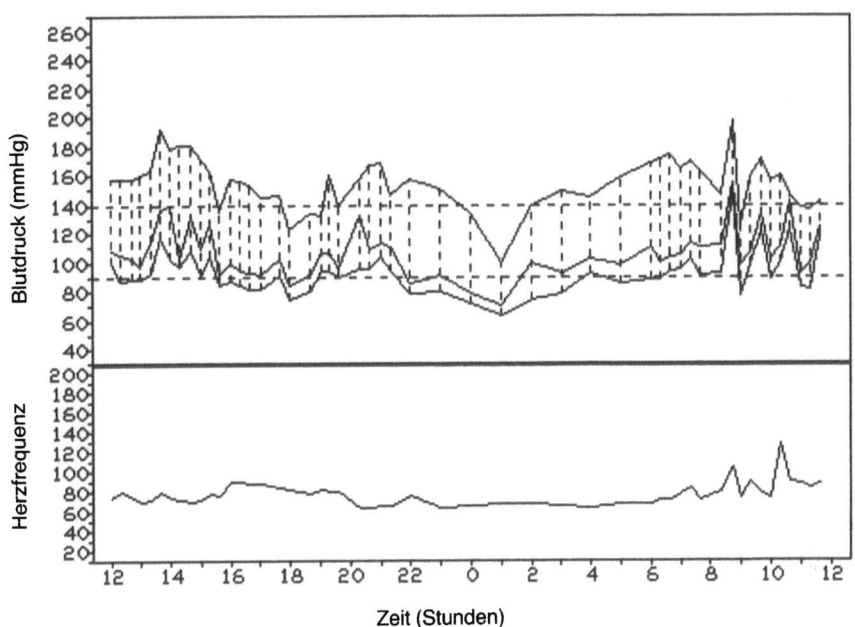

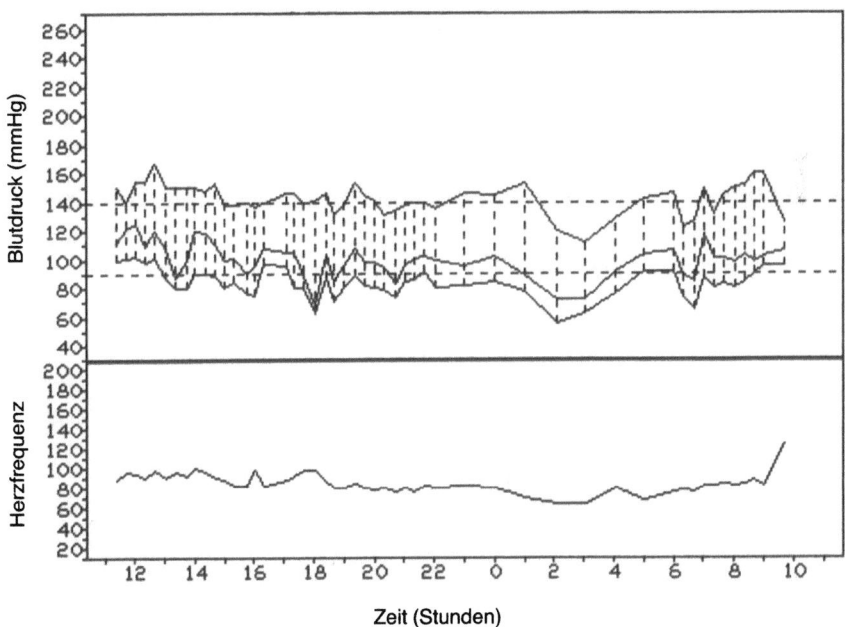

Abb. 24. Die 24-h-Blutdruckprofile des in Abb. 23 gezeigten Patienten vor (a) und direkt nach (b) Nierenarteriendilatation

7.5.3. Kinder

Die Blutdruckmessung bei Kindern ist schwierig. In den ersten Lebenswochen und in der Pubertät sind starke Blutdruckanstiege zu verzeichnen; die Normwerte sind je nach Alter und Geschlecht sehr unterschiedlich. Die Variabilität des Blutdrucks ist wesentlich höher als beim Erwachsenen, so daß eine punktuelle Messung nur selten den wirklichen Blutdruck widerspiegelt. Daher wird man bei hypertonieverdächtigen Kindern jetzt immer häufiger auf die ambulante 24-h-Blutdruckmessung übergehen, um aussagekräftige Druckwerte zu erhalten (12).

7.5.4. Herztransplantierte

Die Herztransplantation und die dazugehörige Immunsupprimierungstherapie wurde mit der Entwicklung einer Hypertonie und auch mit dem Verlust des normalen zirkadianen Blutdruck- und Herzfrequenzrhythmus in Verbindung gebracht. Meist wurde die kardiale Denervierung als Ursache angesehen; auch andere Faktoren wie Veränderungen der zirkulierenden Katecholamine, Kortisol, Renin Angiotensin, ADH oder anderer neurohumeraler Faktoren wurden ebenfalls nicht ausgeschlossen.

Die genannten Veränderungen von Blutdruck und Herzfrequenz wurden zumeist bei Patienten kurze Zeit nach der Herztransplantation (1 - 2 Jahre) beschrieben. Nach einer längeren Zeit (über 2 Jahre) könnten der zirkadiane Blutdruck- und Herzfrequenzrhythmus jedoch wieder zurückkehren (1, 12). Wir fanden nach Herztransplantation eine Abflachung des zirkadianen Rhythmus des systolischen Blutdrucks, mit einer mittleren Senkung während der Nacht von nur 0,4 mmHg. Nach einer durchschnittlichen Zeit von 2,3 Jahren dagegen zeigten die Patienten wieder eine fast normale systolische Blutdrucksenkung von 8 mmHg. Es gibt mehrere Faktoren, die zu der Rückkehr des zirkadianen Rhythmus beitragen können. Die signifikant niedrigere Inhibition von ACTH und CRH gehört dazu. Außerdem könnten Veränderungen der ANF- oder ADH-Spiegel auftreten. Dieser Befund könnte auch auf eine mögliche Reinervierung des Herzens hinweisen, wie sie im Tiermodell gefunden wurde.

7.5.5. Diabetes-mellitus-Patienten

Auch Patienten mit Diabetes mellitus und einer autonomischen Neuropathie können Änderungen des Tag-/Nachtrhythmus der kardiovaskulären Parameter zeigen. Ein Fehlen des nächtlichen Absinkens der Blutdruckkurve ist häufig. Diabetiker haben ein im Durchschnitt fünfmal größeres Risiko einer koronaren Herzkrankheit; da die arterielle Hypertonie auch einen eindeutig ungünstigen Einfluß auf das Fortschreiten der diabetischen Nephropathie hat, ist im Behandlungskonzept des Diabetes mellitus neben einer optimalen Blutzuckereinstellung auch die Kontrolle des Blutdrucks enthalten. Letztere kann nur durch die 24-h-Blutdruckmessung sichergestellt werden (89).

8. Bedeutung der 24-h-Blutdruckmessung

8.1. Die Bedeutung der 24-h-Blutdruckmessung für die Diagnostik der Hypertonie

Die bislang geübte punktuelle Messung des Blutdrucks hat den entscheidenden Nachteil, daß sie nur einen punktuellen Einblick in das variable Blutdrucktagesprofil des Menschen („normal swing") erlaubt; dieser Nachteil ist auch bei der mehrmaligen Blutdruckmessung durch den Arzt nicht zu beheben (29).

Ein weiteres wesentliches, bisher unterschätztes Problem der punktuellen Messung besteht darin, daß die Nachtwerte nicht erfaßt werden. Gerade diese Werte können für den Patienten von Bedeutung sein. Ihre Erfassung ist nur durch moderne ausreichend leise, automatische Langzeitmeßgeräte möglich.

Bei den meisten dieser Geräte besteht außerdem noch die Möglichkeit, daß der Patient situationsabhängig, z.B. bei Aufregungen oder bei Beschwerden, eine Blutdruckmessung durch Knopfdruck zusätzlich auslöst.

Das mit einem ambulanten 24-h-Blutdruckmeßgerät ermittelte Profil gibt einen Überblick über das Blutdruckverhalten des Patienten während des gesamten Tages, also während der alltäglichen Belastungen, während der Ruhephasen und auch während der Nachtstunden bzw. in den Schlafphasen. Mit einer solchen umfassenden Information ist die Diagnosestellung „Hypertonie" selbstverständlich sehr viel einfacher. Allerdings sind die Normwerte neu zu definieren. Die Hochdruckliga sieht als oberen Tagesgrenzmittelwert 135/85 mmHg an. Über den 24-h-Mittelwert wird nur indirekt eine Aussage gemacht, indem der normale nächtliche Blutdruckabfall mit 15 – 20 % angegeben wird (2). Daraus ergibt sich rechnerisch ein 24-h-Grenzmittelwert von 128/81 mmHg (siehe auch Kapitel 6, S. 42 ff).

Durch die umfassendere Information eines 24-h-Blutdruckprofils können neue diagnostische Rückschlüsse gezogen werden. Zum Beispiel kann ein krisenhafter Blutdruckanstieg auf das Vorhandensein eines Phäochromozytoms hinweisen; ein Umstand, der bei punktuellen Messungen nur zufällig und entsprechend selten festzustellen wäre. Abb. 25 zeigt das CT einer Patientin mit einem Phäochromozytom der Nebenniere. In Abb. 26 ist das 24-h-Blutdruckprofil dieser Patientin dargestellt. Man erkennt die hohen Blutdruckspitzen. Durch die Sekretion exzessiver Mengen an Katecholaminen kommt es in über 60 % der Fälle zu anfallsartigen Blutdruckanstiegen. Diese sind oft verbunden mit Kopfschmerz, Herzklopfen und Schwitzen. Nach Entfernung des Phaeochromozytoms verschwinden die Blutdruckkrisen.

Möglicherweise kann man bestimmte charakteristische Tagesprofile spezifischen Hypertonieformen zuordnen und damit eine Subklassifizierung schaffen. Als Beispiel seien stark schwankende, parallel ver-

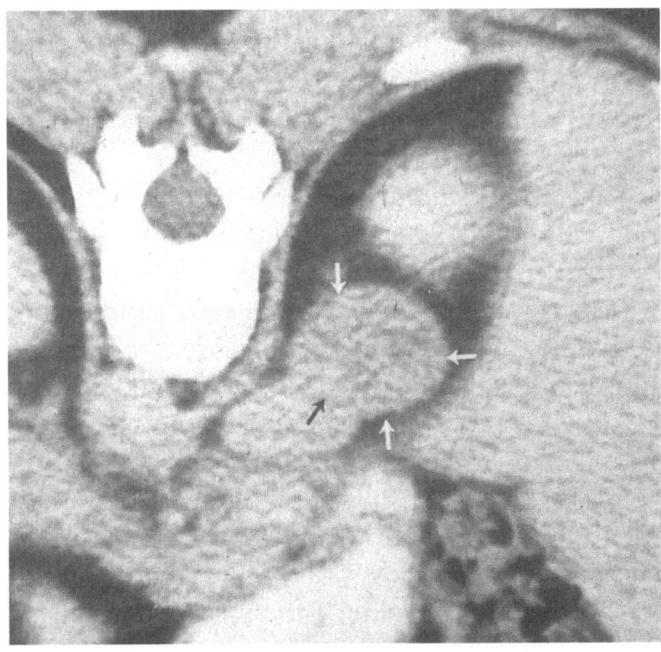

Abb. 25. Computertomograhie eines Patienten mit Phäochromozytom (dankenswerterweise zur Verfügung gestellt von der Radiologischen Klinik, Klinikum Großhadern der LMU München)

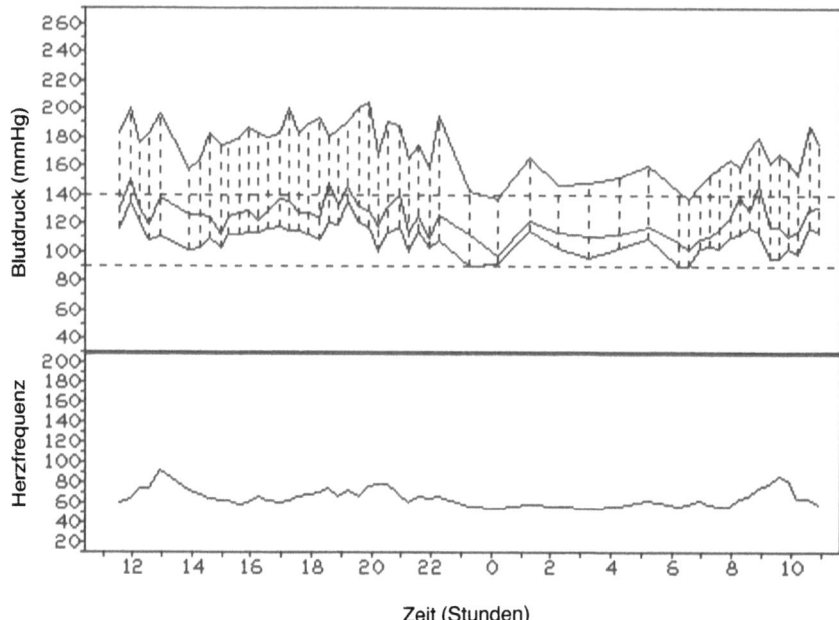

Abb. 26. 24-h-Blutdruckprofil eines Patienten mit Phäochromozytom. Typisch sind die stark schwankenden, krisenhaft erhöhten Blutdruckwerte

schobene Tagesprofile oder Profile mit aufgehobenem Tag-/Nachtrhythmus genannt; ist der biphasische Verlauf des typischen 24-h-Blutdruckprofils aufgehoben, so kann dies ein Hinweis auf eine sekundäre Hypertonie sein (siehe Kapitel 7.4., S. 50 ff).

Von Bedeutung ist möglicherweise auch ein früher morgendlicher Blutdruckanstieg, der durch punktuelle Messungen ebenfalls nicht erfaßt wird. Wegen der immer wieder angeführten Häufung von Myokardinfarkten in den Morgenstunden kann es wichtig sein, morgendliche Blutdruckanstiege zu erkennen bzw. eine bestehende Therapie so zu modifizieren, daß morgendliche Blutdruckspitzen vermieden werden.

Zum anderen könnten Therapien mit abendlicher Gabe eines Antihypertensivums zu einem zu geringen Anstieg des morgendlichen Blutdrucks und damit zu den typischen Nebenwirkungen wie Abgeschlagenheit u.a. führen. Durch ein lückenloses Blutdruckprotokoll ließen sich auch derartige unerwünschte Folgen einer Therapie eher erkennen und beherrschen.

Das Hauptproblem bei einer Hypertoniediagnostik auf der Basis punktueller Messungen ist die sogenannte „Praxishypertonie" mit all ihren ungünstigen Folgen. Da der Blutdruck in besonderem Maße physischen und psychischen Einflüssen unterworfen ist, können äußere Faktoren, wie sie mit dem Aufsuchen medizinischer Einrichtungen gegeben sind (office hypertension), oder die Anwesenheit des Arztes bei der Blutdruckmessung (white coat hypertension) die Höhe des aktuell gemessenen Blutdrucks beeinflussen. Früheren Überlegungen, nach denen diese Form psychischer Belastung durchaus mit Alltagssituationen vergleichbar und ein daraus resultierender erhöhter Blutdruck behandlungsbedürftig sei, stehen andere Erkenntnisse entgegen: Patienten mit vermeintlich pathologischen einzelnen Blutdruckwerten im Sinne einer „White coat"- oder „Office"-Hypertonie haben in der Langzeitmessung häufig ein völlig normales Tagesprofil; sie müssen nicht als „krank" eingestuft werden und bedürfen keiner Therapie (66, 88, 90).

Ein solcher Blutdruckanstieg stellt eine physiologische „alarm reaction" des Patienten auf die Situation des Umgangs mit dem Arzt oder der medizinischen Einrichtung dar; sie kann auch bei häufigem Arztbesuch bestehen bleiben. Abb. 27 zeigt das typische Blutdrucktagesprofil eines Patienten mit einer „White-coat-Hypertonie" mit erhöhten Werten beim Anlegen und Ablegen des Gerätes. Beim ABP-Monitoring bleibt das Phänomen „alarm reaction" zwar erhalten, wird aber im Zusammenhang mit den vielen Normwerten relativiert und beeinflußt den wichtigen Parameter „Mittelwert" kaum.

So kann durch die ABDM „Hypertonie" vermutlich besser von „Normotonie" abgegrenzt werden; die tatsächliche kardiovaskuläre Beanspruchung des Patienten wird weit zutreffender charakterisiert (64).

Um dies zu belegen, führten wir mit Hilfe einiger niedergelassener Ärzte eine Studie durch (78).

26 nicht antihypertensiv behandelte Patienten im Alter von 30 – 70 Jahren wurden mittels der ambulanten 24-h-Blutdruckmessung untersucht. Die Patienten waren von fünf niedergelassenen Ärzten mit der diagnostischen Aussage „Hypertonie" an unsere Klinik überwiesen worden, um ambulant die Frage zu klären, ob durch die 24-h-Blutdruckmessung die Diagnosestellung nach mehrmaliger, konventioneller punktueller Blutdruckmessung in der Allgemeinarztpraxis bestätigt werden könne. Wir setzten für unsere Blutdruckmessungen über 24 h die Geräte TM-2420 (AND/ Takeda, Tokio, Japan) und SL 90907 (Spacelabs, Washington, USA) ein; sie wurden

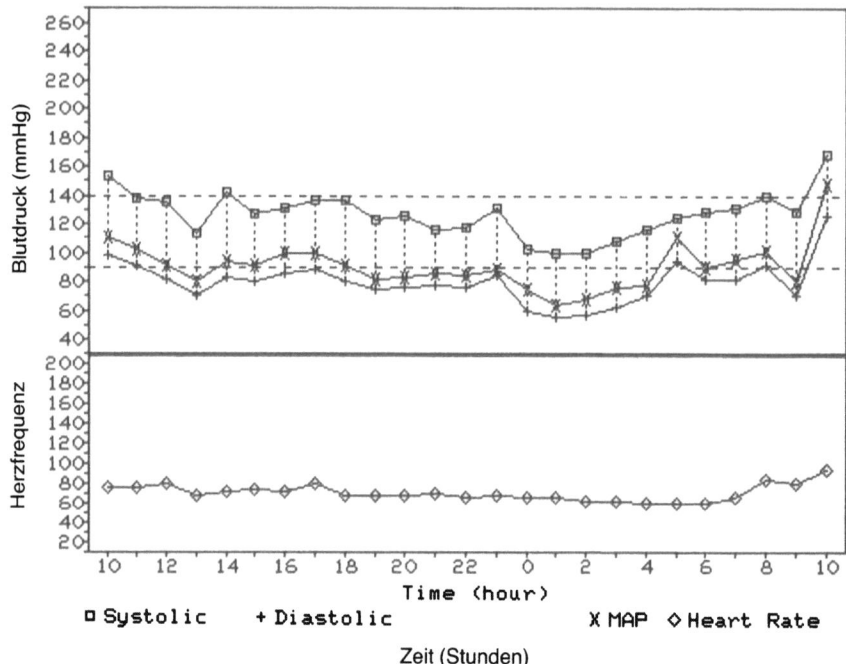

Abb. 27. 24-h-Blutdruckprofil eines Patienten mit „White-coat"-Hypertonie. Der Patient zeigt seine höchsten Blutdruckwerte beim Anlegen und Abnehmen des Gerätes.

im Tagesverlauf (6 Uhr bis 22 Uhr) auf einen Meßabstand von 20 Minuten und während der Nachtstunden (22 Uhr bis 6 Uhr) auf einen 60minütigen Meßabstand programmiert.

Die Patienten wurden in der Studie nach drei Kriterien gruppiert, die bei der 24-h-Blutdruckmessung als „normal" gelten: nach dem Tagesgrenzmittelwert von 135/85 mmHg, nach dem Aspekt eines „normalen" 24-h-Profils (Hüllkurve) und nach der Frage, ob mehr als 25 % der Meßwerte den punktuellen Blutdruckgrenzwert von 140/90 mmHg überschreiten.

Bei 7 der 26 Patienten konnten wir die mit der punktuellen Messung „lege artis" gestellte Diagnose „Hypertonie" nach den Kriterien der ambulanten 24-h-Blutdruckmessung nicht bestätigen (Abb. 28); die 24-h-Blutdruckmessung hätte also in 27 % der Fälle die Patienten nicht als Hypertoniker eingestuft. In Abb. 29 sind die individuellen Tagesmittelwerte aller 26 Patienten in absteigender Reihenfolge aufgetragen. Die in Abb. 28 getroffene Unterscheidung zwischen Normo- und Hypertoniker anhand des Mittelwertes von 135/85 mmHg ist mit einem Pfeil gekennzeichnet und liegt zwischen Patient 19 und 20. Zusätzlich wurde die Hüllkurve des 24-h-Profils und das Kriterium der Grenzwertüberschreitung (mehr als 25 % der Werte über 140/90 mmHg) berücksichtigt. Gründete man die Diagnose auf den Aspekt der 24-h-Hüllkurve, so rechnete man 18 von 26 Patienten zu den Hypertonikern. Führte man als

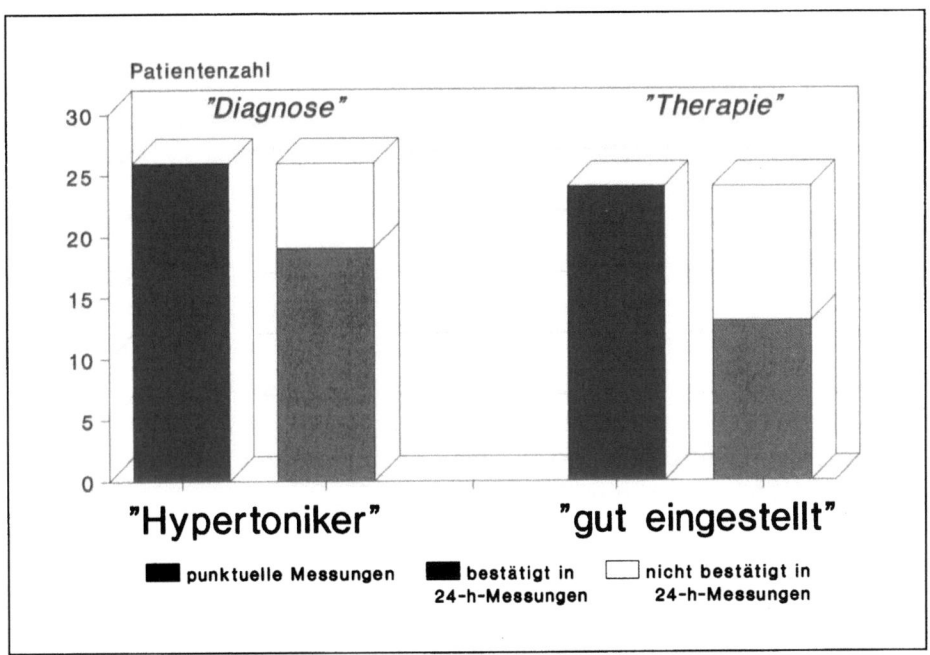

Abb. 28. Ergebnisse der Diagnose- und der Therapiestudie: jeweils Gesamtpatientenzahl und ihre Aufteilung in die Gruppen „Diagnose/Therapie konnte durch die 24-h-Blutdruckmessung bestätigt werden" und „Diagnose/Therapie konnte durch die 24-h- Blutdruckmessung nicht bestätigt werden"

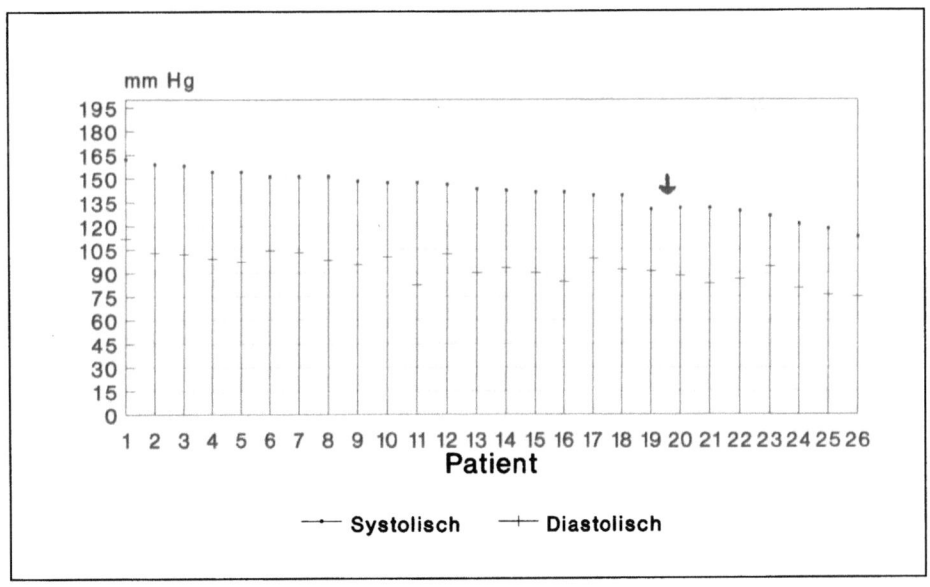

Abb. 29. Systolische und diastolische Werte der Patienten der Diagnosestudie. Der Pfeil kennzeichnet die Trennung zwischen „Hypertonikern" und „Nicht-Hypertonikern".

Unterscheidungskriterium die Grenzwertüberschreitung an, wäre bei 21 von 26 Patienten die Diagnose Hypertonie zu bestätigen.

In einer Gegenüberstellung aller drei Einteilungskriterien (Abb. 30) läßt sich die Zahl der „wirklichen Hypertoniker" im Bereich von 69 – 81 % bestimmen.

Hypertoniediagnosen auf der Basis von punktuellen Messungen, auch wenn sie von erfahrenen Ärzten gestellt werden, erscheinen also in einem Viertel der Fälle durchaus fraglich, wenn man die 24-h-Blutdruckmessung als Entscheidungskriterium zugrunde legt. Letztere darf als zuverlässiger angesehen werden, denn sie repräsentiert die Blutdruckwerte unter den normalen Alltagsbedingungen besser als die punktuellen Messungen in der Praxis (63, 75, 91).

Das Streben nach Quantifizierung der Hypertonie wird zweifellos über den „Summenwert" der 24-h-Blutdruckmessung am ehesten erreicht. Die unscharfen Begriffe „milde Hypertonie", „Grenzwerthypertonie" usw. können vielleicht in Zukunft durch präzisere Angaben ersetzt werden.

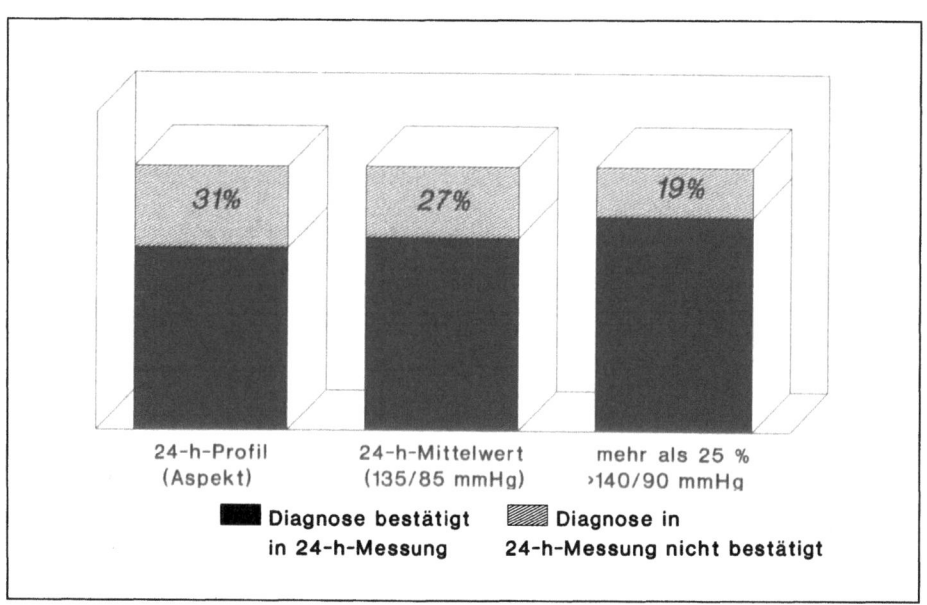

Abb. 30. Einteilungsvergleich der Patienten der Diagnosestudie nach drei Kriterien: „24-h-Profil (Hüllkurvenaspekt)", „24-h-Mittelwert", „mehr als 25 % der Werte über dem Grenzwert von 140/90 mmHg"

Aus Hypertonie-Screening-Untersuchungen mit der bisher üblichen mehrmaligen Blutdruckmessung gehen eine beachtliche Zahl von Patienten als „milde Hypertoniker" hervor; ein zusätzliches ABD-Monitoring zeigt aber bei 40 % dieser Patienten durchschnittliche Tagesblutdruckwerte < 135/85 mmHg; eine Indikation für eine medikamentöse Therapie ist hier nicht gegeben (34, 38, 76).

Es stellt sich die Frage, ob die derzeitig gültige prognostische Einschätzung einer Hypertonie, die auf Erfahrungen früherer Studien mit punktuellen Blutdruckmessungen zurückgeht, noch weiterbestehen kann, oder ob sie korrigiert werden muß. Mit der 24-h-Blutdruckmessung könnten weit zutreffendere Risikoeinschätzungen möglich werden, die entsprechende globale Änderungen im Therapiekonzept verlangen.

8.2. Die Bedeutung der 24-h-Blutdruckmessung für antihypertensive Therapiestrategien

Was für die Unzuverlässigkeit punktueller Messungen im Rahmen der Diagnosestellung beschrieben wurde, gilt natürlich in gesteigertem Maße für die Therapiekontrolle. Für jeden erfahrenen Arzt war eine auf punktuellen Messungen beruhende Therapieeinstellung schon immer mit dem unangenehmen Verdacht verbunden, daß der erhobene Wert nicht repräsentativ für den wirklichen therapeutischen Erfolg sein könnte. Letztlich hat uns dieses allgemeinärztliche Anliegen zum Verfahren der 24-h-Blutdruckmessung gebracht (Abb. 31): Einer unserer ersten Patienten war ein junger Mann mit Blutdruckwerten um 200/100 mmHg, die sich durch Langzeitblutdruckwerte bestätigten. Natürlich wurde bei diesem Patienten eine antihypertensive Therapie eingeleitet. Bei der punktuellen Therapiekontrolle zeigte sich ein unveränderter Wert von 200/100 mmHg (* in Abb. 31). Als man jedoch eine 24-h-Blutdruckmessung unter Therapie der 24-h-Blutdruckmessung vor der Therapie gegenüberstellte, zeigte sich im Gegensatz zur Einzelmessung ein eklatanter Unterschied. In Kenntnis des 24-h-Blutdruckprofils konnte der aus der punktuellen Messung resultierende einmalig überhöhte Wert vernachlässigt werden; der Patient wurde mit gutem

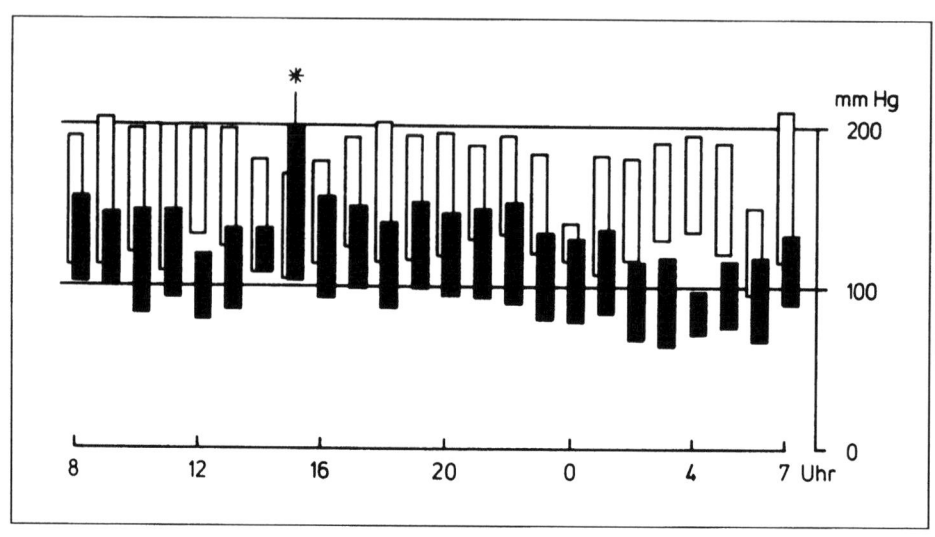

Abb. 31. Blutdruckwerte vor und nach zweiwöchiger antihypertensiver Therapie bei einem 30jährigen Patienten (* Vorstellung in der Ambulanz)

Recht als ausreichend therapiert entlassen. Hätte man sich allein auf die punktuelle Messung verlassen, so hätte man die Dosis erhöhen müssen und damit die Wahrscheinlichkeit von Nebenwirkungen vergrößert, oder man hätte einen Wechsel der doch eigentlich effektiven Medikation herbeigeführt, mit allem zusätzlichen Aufwand und allen Unsicherheiten.

Diese Einzelfallbeobachtung wurde in Form von Therapiekontrollen systematisiert:

Ähnlich wie bei der oben genannten Untersuchung von Hypertoniediagnosen wurden hier 24 Patienten im Alter von 51 ± 11 Jahren mittels der 24-h-Blutdruckmessung kontrolliert. Die Patienten waren in einer kooperativen Studie von niedergelassenen Ärzten als „gut eingestellt" an unsere Klinik überwiesen worden; wir überprüften, ob dieses mit konventioneller, mehrmaliger punktueller Blutdruckmessung in der Allgemeinarztpraxis gewonnenes Statement „gut eingestellte Hypertonie" nach einer 24-h-Blutdruckmessung aufrecht erhalten werden konnte.

Die Patienten wurden auch hier nach den drei Normkriterien-Tagesgrenzmittelwert (135/85 mmHg), „normaler" Aspekt des 24-h-Profils (Hüllkurve) und Blutdruckgrenzwertüberschreitung 140/90 mmHg – gruppiert.

Bei 11 der 24 Patienten, die als gut eingestellt galten, erschien das Therapiekonzept nach der 24-h-Blutdruckmessung fraglich und modifikationsbedürftig (Abb. 32). 38% dieser Patienten waren nach unse-

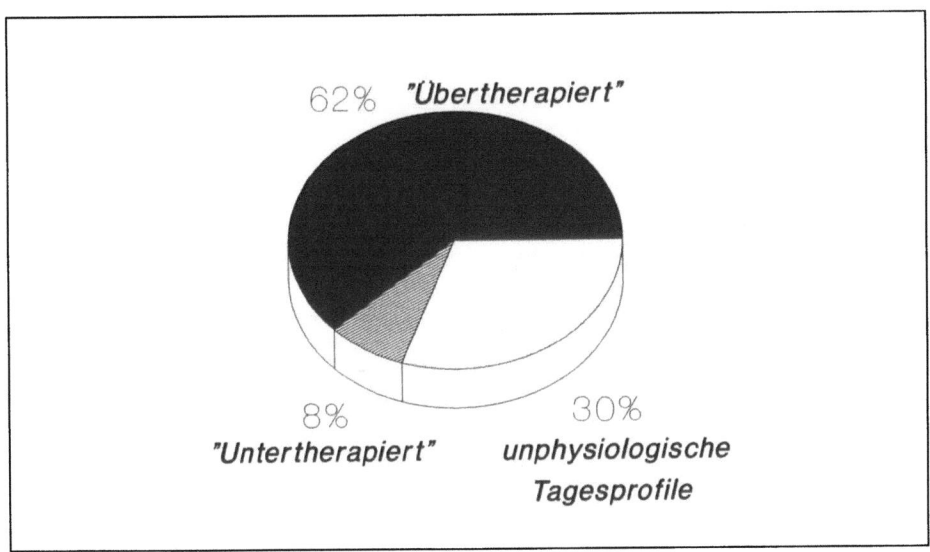

Abb. 32. Gruppierung der „schlecht eingestellten Hypertoniker". Einteilung in die Gruppen: „Untertherapiert" (deutlich hypertensive Werte unter Therapie), „übertherapiert" (deutlich hypotensive Werte unter Therapie) und „unphysiologische Tagesprofile" (ungenügend lange Wirkdauer, nächtliche Hypertension, hypotensive Phase nach Medikation oder durch die Medikation entstandene große Schwankungen im Tagesprofil)

rer Einschätzung übertherapiert, d.h. sie wiesen unter der Medikation Hypotensionen oder gravierende Veränderungen des Blutdrucktagesprofils auf, die man als unphysiologisch bezeichnen muß. Abbildung 33 zeigt ein Tagesprofil eines solchen Patienten mit starken Blutdruckeinbrüchen in den Stunden nach Medikamenteneinnahme und später unphysiologisch hohen Werten.

Die Mehrheit der nicht optimal eingestellten Patienten (62 %) zeigte noch immer erhöhte 24-h-Mittelwerte; immerhin lagen die Werte bei 40 % der betreffenden Patienten unter Therapie deutlich niedriger als der jeweilige Ausgangswert vor Therapie.

Es ist im übrigen nicht sicher bewiesen, daß eine Therapie unbedingt so gestaltet werden muß, daß das 24-h-Profil dem Normalprofil entspricht. Es ist denkbar, daß eine Absenkung in die Nähe der Normwerte als ausreichendes Therapieziel bezeichnet werden kann. Derartige grundsätzliche Fragen müßten durch Wiederaufrollen der Prognosestatistiken unter Verwendung der 24-h-Blutdruckmessung geklärt werden (18, 22, 84).

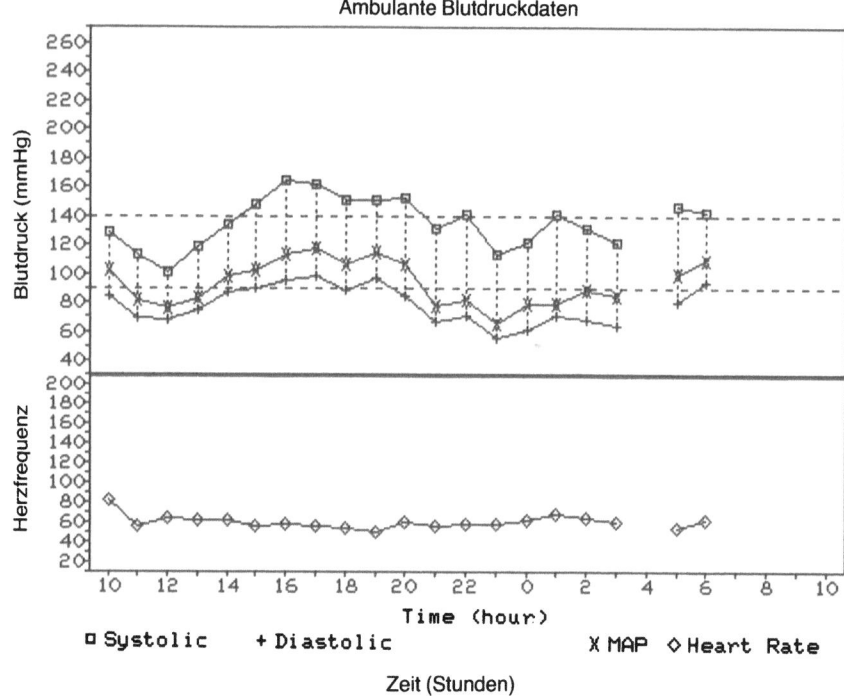

Abb. 33. 24-h-Blutdruckprofil eines medikamentös schlecht eingestellten Hypertonikers. Nach Einmalgabe von 2,5 mg Amilorid, 25 mg Hydrochlorothiazid, 20 mg Nifedipin und 50 mg Atenolol um 10 Uhr sinkt der Blutdruck extrem ab, um kurz darauf wieder auf hypertone Werte anzusteigen.

Die ambulante 24-h-Blutdruckmessung ist also aufgrund ihrer Genauigkeit, ihrer Reproduzierbarkeit und Validität gut geeignet, eine antihypertensive Therapie exakter zu kontrollieren und insbesondere unnötige Therapienebenwirkungen zu vermeiden (36, 78, 85).

Die bisher bei hypertonen Patienten übliche Therapieüberwachung durch die konventionelle Blutdruckmessung beinhaltet mehrere Fehlerquellen: Blutdruckspitzen, wie sie morgens nach dem Aufstehen, während des Tages oder in der Nacht auftreten können, werden nur zufällig registriert. Der unterschiedlichen individuellen Wirkdauer antihypertensiver Pharmaka kann nur unzureichend Rechnung getragen werden, da insbesondere in die Nachtstunden keine Einsicht möglich ist. Die ABDM hingegen zeigt den tageszeitabhängigen Medikamentenbedarf (78, 84, 85).

Die Registrierung von konventionellen Blutdruckwerten erfolgt in der Regel ohne konstanten Bezug zur letzten Medikamenteneinnahme. Bei Wahl und Dosierung von blutdruckwirksamen Pharmaka stellt die Erfolgskontrolle durch die 24-h-Blutdruckmessung einen entscheidenden Vorteil gegenüber der herkömmlichen Methodik dar. Sowohl Unter- wie auch Überdosierungen können erkannt werden, besonders aber das Dosierungsintervall individuell an die Blutdruckeinstellung des Patienten adaptiert werden.

Für die Neuentwicklung antihypertensiver Substanzen und ihrer galenischen Zubereitung steht mit der 24-h-Blutdruckmessung eine Technik zur Verfügung, mit der die Wirksamkeit eines Präperates schnell, zuverlässig und mutmaßlich bei sehr viel geringerer Probandenzahl evaluiert werden kann.

8.3. Mögliche Bedeutung der 24-h-Blutdruckmessung für die Herzinsuffizienz

Da der Blutdruck auch für das Krankheitsbild der Herzinsuffizienz eine determinierende Größe darstellt, und weil das nun kontinuierlich ermittelbare Blutdruckfrequenzprodukt als anerkanntes Maß des Sauerstoffverbrauches gelten kann, könnte die 24-h-Blutdruckmessung in Zukunft eine leicht zugängliche und bedeutsame Größe bei der Beurteilung der Herzinsuffizienz und zur Evaluation der Effektivität therapeutischer Eingriffe liefern. Da die Nachlastsenkung, z.B. durch ACE-Hemmer, als wesentliche Erweiterung des Therapiekonzepts für die Herzinsuffizienz anerkannt ist, sollte man anstreben, diesen Effekt durch kontinuierliche bzw. ausreichend häufige Messung der verminderten Nachlast zu kontrollieren. Im Zusammenwirken mit den übrigen verwendeten Parametern wie Herzgröße und Stauungszeichen bei der Röntgenuntersuchung des Thorax sowie Größenparametern im Echokardiogramm könnte die 24-h-Blutdruckmessung eine grundlegende Größe in der Verlaufsbeurteilung der Herzinsuffizienz darstellen.

Bei unseren bisherigen Verlaufsbeobachtungen bei Patienten mit deutlicher Herzinsuffizienz und geringer Hypertonie haben wir Erfahrungen gewonnen, die die oben geäußerten Vermutungen unterstützen: Abbildung 34 zeigt Blutdruckprofil und Röntgenbild einer bei der Erstuntersuchung schwerst herzinsuffizienten Patientin, die mit einer

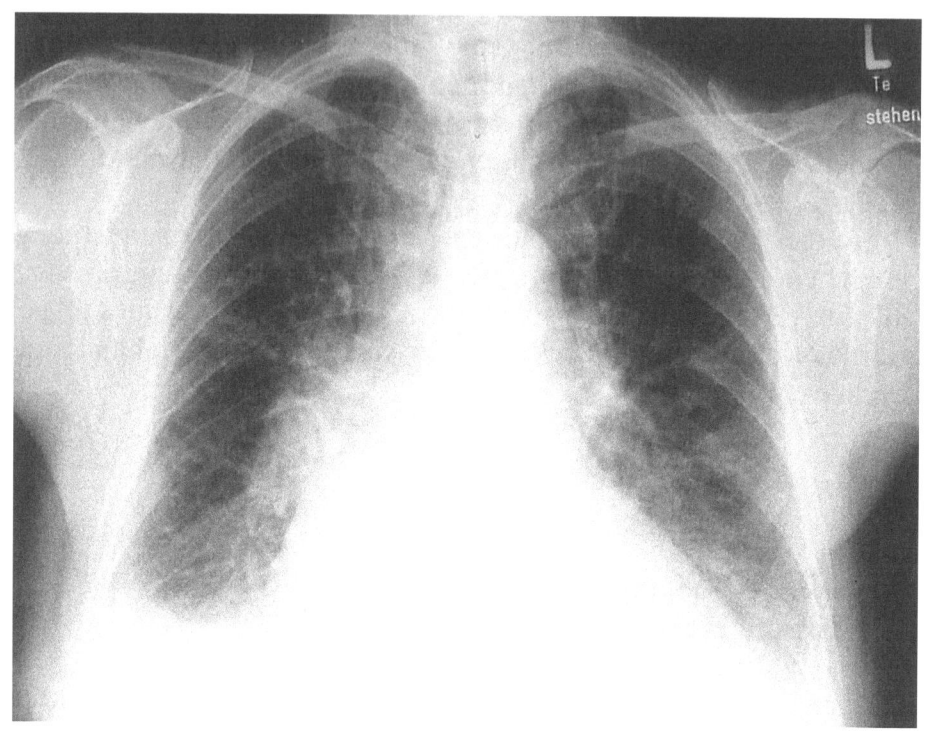

a)

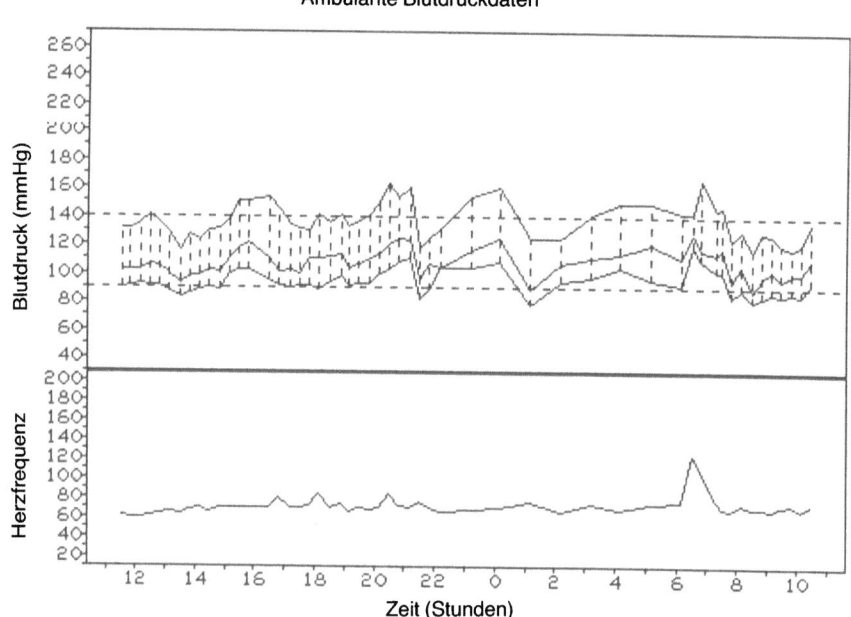

78

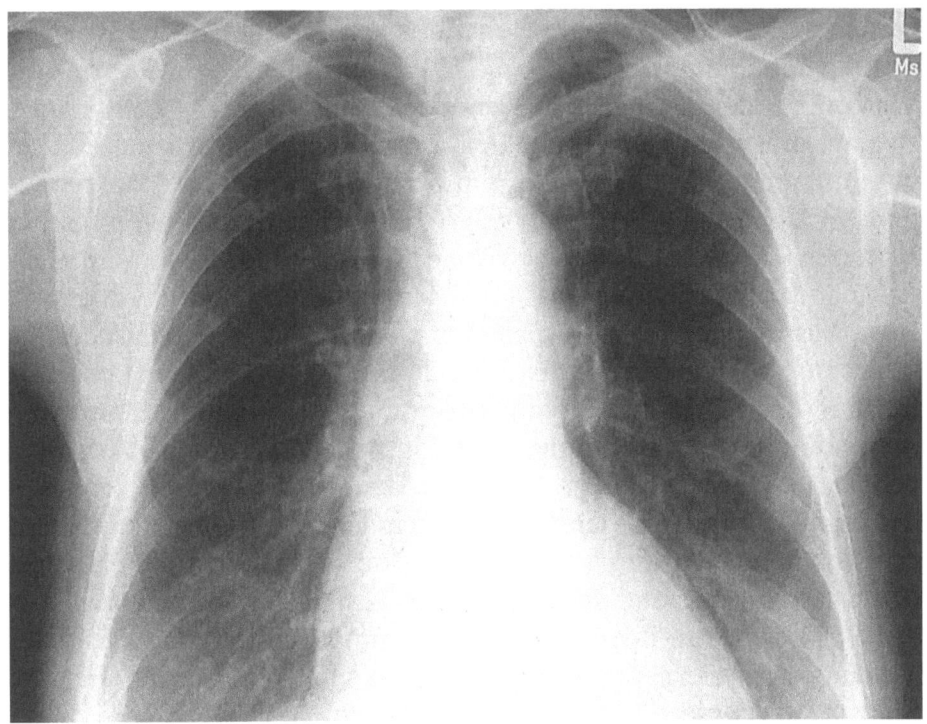

b)

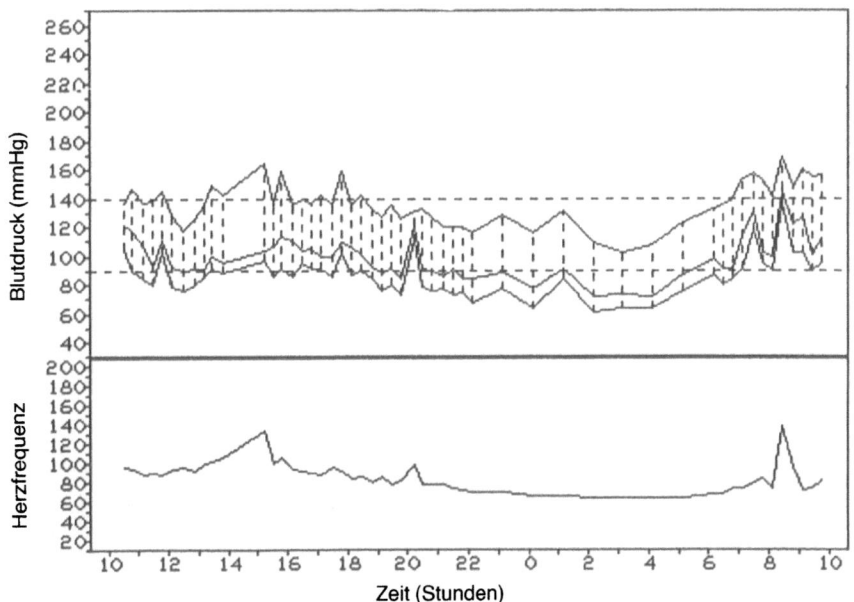

Abb. 34. Röntgen Thorax und 24-h-Blutdruckprofil einer schwerst herzinsuffizienten Patientin jeweils vor a) und nach b) einer milden diuretischen Therapie

milden diuretischen Therapie behandelt wurde. Koinzidierend mit der medikamenteninduzierten geringen Abnahme des Blutdrucks und der Wiederkehr der anfänglich aufgehobenen Tag-/Nachtrhythmik kam es zu einer drastischen Besserung der klinischen Herzinsuffizienzzeichen mit Abnahme von Herzgröße und Stauungszeichen im Röntgenbild und Verkleinerung der Ventrikelgröße nach echokardiographischen Kriterien (Abb. 35). Die langfristige Beobachtung zeigte, daß allein die adäquate Einstellung des 24-h-Blutdruckprofils eine wirkungsvolle Beeinflussung der Herzinsuffizienz zur Folge hatte. Bei klinischer Verschlechterung wurde zunächst eine 24-h-Blutdruckmessung durchgeführt und die Möglichkeit eines „titrierten" Absenkens des Blutdrucks wahrgenommen, mit der Folge einer klinischen Besserung bzw. weitgehender Beschwerdefreiheit. Derartige Beobachtungen konnten wir in den letzten Jahren bei vielen Patienten machen. Für die Zukunft wäre es wünschenswert, durch eine systematische Untersuchung zu evaluieren, ob die Parameter der ambulanten 24-h-Blutdruckmessung – z.B. Profil, Mittelwerte oder Tag-/Nachtrhythmik – mit den anerkannten Verlaufsparametern der Herzinsuffizienz (Röntgenbefund, Echobefund, Klinik) unter Therapie eng korrelieren.

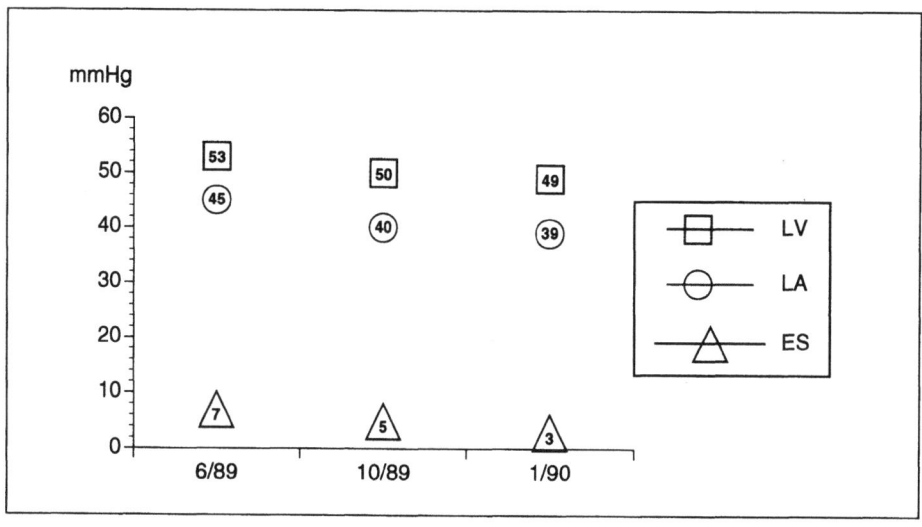

Abb. 35. Echokardiographieparameter der in Abb. 34 gezeigten Patientin vor und während der diuretischen Therapie

Wenn sich die 24-h-Blutdruckmessung als Kontrollparameter der Herzinsuffizienz etablieren läßt, so hätte dies den Vorteil, daß im Gegensatz zu den bereits anerkannten Parametern nicht nur punktuelle Messungen, sondern auch Verlaufsbeobachtungen möglich wären. Die Konsequenz wäre die Möglichkeit einer weiteren Beeinflussung, z.B. durch Absenkung des nächtlichen Blutdrucks oder Vermeiden von Blutdruckspitzen. Die bekanntermaßen prognostisch sehr ungünstige Herzinsuffizienz könnte gerade durch die Einreihung der 24-h-Blutdruckmessung in die Routineuntersuchungen günstig beeinflußt werden.

9. Die Langzeitmessung mittels automatischer Blutdruckmeßgeräte mit Speichermöglichkeit

Die Qualität der Beurteilung des tatsächlichen Blutdruckverhaltens eines Patienten nimmt mit der Anzahl der verfügbaren Messungen zu. Daher stellt die ambulante 24-h-Blutdruckmessung derzeit sicher die Idealmethode zur Überwachung des Blutdrucks dar. Aus verschiedenen Gründen wird sie jedoch bisher nur eingeschränkt praktiziert: Die Geräte sind noch relativ teuer (über ca. 10.000 DM). Weiter müssen sie zur Auswertung zu einem Zentrum bzw. einer Praxis mit entsprechendem Equipement gebracht werden; also verwenden bisher nur große Zentren und einige wenige Praxen diese Geräte. Sobald die Geräte jedoch günstiger werden, ist mit einer größeren Verbreitung zu rechnen.

Eine Mittelstellung zwischen der punktuellen Messung und der „idealen" Blutdrucklangzeitmessung könnten die Blutdruckmeßgeräte einnehmen, die automatisch mehrere vom Patienten selbst gemessene Werte speichern und ausdrucken können. Solche Geräte sind erheblich preisgünstiger und könnten dem Patienten zugeordnet sein, der die Messungen entsprechend häufig zum Einsatz bringt und die ermittelten Werte seinem behandelnden Arzt vorlegen kann.

Was hier am Gesamt-Überblick über 24 h verloren ginge, könnte durch entsprechend zahlreiche Teilaspekte kompensiert werden (90).

Die Geräte für die Patientenselbstmessung wurden in den letzten Jahren stetig weiterentwickelt. Sie sind relativ preiswert, technisch einfach zu handhaben, allgemein verfügbar und wenig belastend für den Patienten. Außerdem hat die Blutdruckselbstmessung einen positiven Einfluß auf die Compliance der Patienten, dies sowohl in der Konstanz der Medikamenteneinnahme als auch in der Beeinflussung der „Dropout"-Rate während Langzeittherapie (26, 27, 83)

Automatisch messende Geräte sind bei der Patientenselbstmessung zuhause vorteilhaft, denn es entfällt das sonst übliche eigenständige Ablesen des Blutdruckwertes und das Hören der Korotkow-Töne mit Hilfe des Stethoskopes. Die hier aufzuwendende Konzentrationsarbeit hätte eine blutdrucksteigernde Wirkung. Zusätzlich trauen es sich viele Patienten selbst nach genauer Anleitung nicht zu, einen genauen Wert abzulesen. Daraus entsteht eine zusätzliche emotionale Blutdrucksteigerung.

Bei der Selbstmessung sollten außerdem nur Geräte zum Einsatz kommen, in denen eine automatische Pumpe integriert ist; durch das Pumpen mit der Hand werden die Werte sonst im Sinne einer isometrischen Belastung verfälscht.

Die Speicherfunktion dieser Geräte ist einer der großen Vorteile in der Überwachung von Patienten während eines Klinikaufenthaltes. Es kann eine erhebliche Zeitersparnis für die Pflegekräfte darstellen, wenn beispielsweise vierzehnmal über den Tag verteilt durch einen Knopfdruck die Messung ausgelöst und durch einen weiteren Knopfdruck die Messung gespeichert werden kann. Blutdruckmessungen nach der herkömmlichen Methode würden ein Vielfaches an Zeit in Anspruch nehmen. Am Ende der Überwachungsphase könnten dann bis zu 14 zeitlich zugeordnete Werte ausgedruckt und in die Patientenakte eingeklebt werden.

Natürlich stellt sich in diesem Zusammenhang die Frage, wie zuverlässig solche automatischen Geräte zur Blutdruckselbstmessung sind, insbesondere da sie im Gegensatz zu den 24-h-Meßgeräten nicht bei jedem Neuanlegen kontrolliert werden.

Häufige Eichungen der Geräte sind auf jeden Fall notwendig. Außerdem wäre es wünschenswert, wenn die Geräte noch weiterentwickelt würden, um vor allem ihre Meßgenauigkeit zu verbessern (36, 50).

Tabelle 8. Vergleich der technischen Daten

	„Oszillomat" boso	„Comfort" Sanoquell
Anzahl der speicherbaren Messungen	14	7
Meßprinzip	oszillometrisch	oszillometrisch
Meßbereich Blutdruck	0 bis 300 mmHg	40 bis 200 bpm
Meßbereich Herzfrequenz	0 bis 300 mmHg	40 bis 150 bpm

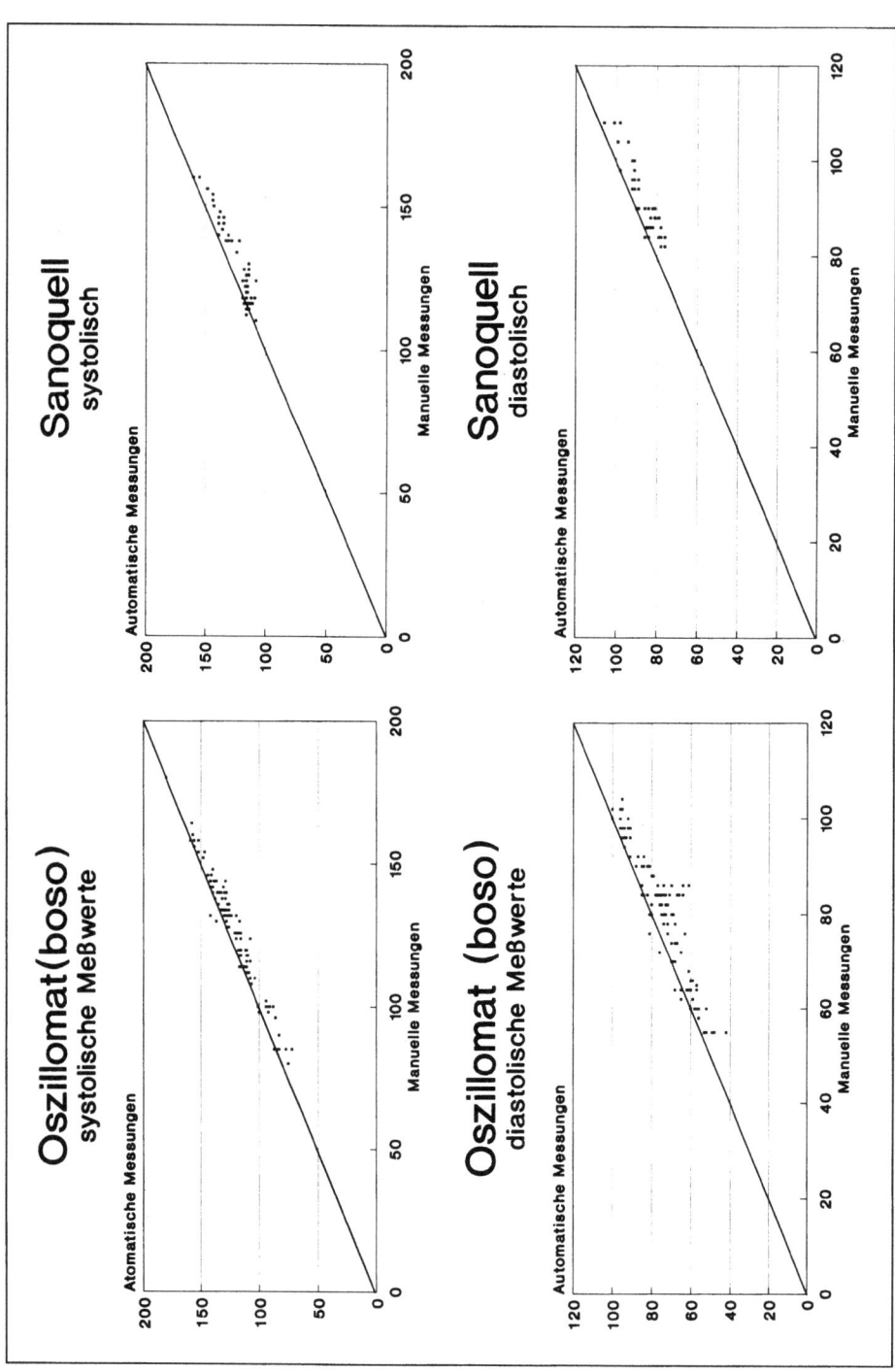

Abb. 36. Zwei automatische Blutdruckmeßgeräte im Test. Validierung der Geräte mit Hilfe spygmomanometrischer Vergleichsmessungen. Systolische und diastolische Meßwerte (modifiziert nach R. Schmid, Dissertation an der Ludwig-Maximilians-Universität München, in Vorbereitung)

Wir testeten zwei Geräte unterschiedlichen Fabrikats auf ihre Validität und Patientenanwendbarkeit. („Oszillomat", Firma boso; „Comfort", Firma Sanoquell).

Beide Geräte konnten Messungen speichern und in einer Art Kassenzettel ausdrucken. Einen Vergleich der technischen Daten der Geräte zeigt Tabelle 8.

Unsere Validierungen mit Hilfe sphygmomanometrischer Vergleichsmessungen ergaben bei beiden Geräten in mehr als 40 % der Fälle Abweichungen größer als 5 mmHg (Abb. 36). Aufgrund ihrer Meßungenauigkeit ist also derzeit noch keines der Geräte wirklich empfehlenswert. Dies dürfte sich aber in naher Zukunft ändern.

10. Ausblick

Die Ergebnisse der nichtinvasiven ambulanten 24-h-Blutdruckmessung haben weitreichende Konsequenzen für Diagnosestellung und Therapie der arteriellen Hypertonie.

In jedem Fall läßt sich heute die Forderung erheben, daß bei jedem Hypertonieverdacht die Diagnose durch Anfertigung eines 24-h-Blutdruckprotokolls verifiziert werden sollte, ehe man Medikamente verabreicht, die gravierende Effekte und damit auch Nebenwirkungen haben.

Verböten es nicht ethische Gründe, so müßten all jene prognostischen Studien, die die Grundlage unserer heutigen – im Grunde prophylaktischen – Hochdrucktherapie darstellen, wiederholt werden!

Doch zumindest die Therapiekontrolle sollte sich der Überwachungsmöglichkeiten der 24-h-Blutdruckmessung bedienen. Es erscheint zudem durchaus denkbar, daß sich bei genauerer Beobachtung therapeutischer Effekte Therapiestrategien bezüglich Substanz, Dosis, Verabreichungsintervall etc. herausarbeiten lassen, die mit geringeren Nebenwirkungen belastet sind. Möglicherweise könnten die verschiedenen Antihypertensiva, die im Moment hinsichtlich der Therapieempfehlungen (der Hochdruckliga) vorsichtshalber wenig differenziert sind, hinsichtlich ihres Stellenwertes bzw. ihrer Effektivität neu geordnet werden.

Natürlich ist neben der antihypertensiven Wirkung, die durch Blutdruckmessung kontrolliert werden kann, auch die Mitberücksichtigung anderer Parameter notwendig, wie z.B. der Einfluß eines Medikamentes auf die Gefäßwanddicke bzw. auf Proliferation und Migration der glatten Muskelzellen der Gefäße. Das ideale Antihypertensivum würde den Druck durch Einmalgabe ausreichend senken und wenig unerwünschte Nebenwirkungen haben, es würde die Myokardhypertrophie vermeiden und die Gefäßwanddicke herabsetzen.

Doch ganz sicher kann man heute bei Therapiestudien antihypertensiver Medikamente und vielleicht auch bei Herzinsuffizienzmedikamenten nicht auf die Methode der 24-h-Blutdruckmessung verzichten.

Eine interessante und bislang noch nicht hinreichend bedachte Möglichkeit der 24-h-Blutdruckmessung besteht darin, daß die Methode kontinuierlich und gut reproduzierbar die Nachlast quantifiziert. Damit ist die 24-h-Blutdruckmessung eine ideale Meßmethode zur Kontrolle der nachlastsenkenden Komponente in der Herzinsuffizienztherapie (z.B. bei ACE-Hemmern). Zur Zeit wird die Effektivität derartiger Medikamente zur Behandlung der Herzinsuffizienz durch Mortalitätsstudien bestimmt, wie z.B. die Consensus-Studie oder die SOLVD-Studie, die zeitaufwendig und schwierig sind. Für schwere Krankheitsformen der Herzinsuffizienz ist die Effektivität relativ frühzeitig nachweisbar (z.B. Consensusstudie); bei geringem bis mittleren Schweregrad (z.B. SOLVD) sind die Unterschiede dagegen so gering, daß Mortalitätsstudien sehr lange Untersuchungszeiten voraussetzen und eine sehr große Zahl von Patienten eingeschlossen werden muß, um über den Parameter Mortalität den therapeutischen Effekt einer Substanz zu erfassen. Es liegt auf der Hand, daß sich gerade für die nachlastsenkende Komponente der Herzinsuffizienztherapie die 24-h-Blutdruckmessung anbietet, um den Zielfaktor, nämlich die Herabsetzung der Lastfaktoren, genau zu dokumentieren. Möglicherweise könnten so die Effektivitätsstudien zur Herzinsuffizienztherapie beträchtlich vereinfacht werden, ganz analog zum einfacheren Nachweis der antihypertensiven Wirkung eines bestimmten Medikaments bei Zuhilfenahme der 24-h-Blutdruckmessung anstelle der vorher üblichen punktuellen Messungen mit ihrer hohen Schwankungsbreite.

Sicher wird in den nächsten Jahren intensiv diskutiert werden müssen, ob vor dem Hintergrund der 24-h-Blutdruckmessung das Krankheitsbild „arterielle Hypertonie" neu definiert werden muß, zusätzliche Anforderungen an die Therapiekontrolle zu stellen sind und ob die Methode sogar auf andere Krankheitsbilder wie die Herzinsuffizienz ausgeweitet werden sollte.

Literatur

1. Angermann CE, Spes CH, Willems S, Dominiak P, Kemkes BM, Theisen K (1989) Zirkadianes Blutdruck- und Frequenzverhalten nach orthotoper Herztransplantation. Z Kardiol 78: 228-35
2. Anlauf M, Baumgart P, Krönig B, Meyer-Sabellek W, Middecke M, Schrader J (1991) Statement zur „24-Stunden-Blutdruckmessung" der Deutschen Liga zur Bekämpfung des hohen Blutdruckes. Z Kardiol 80 (Suppl 1): 53-55
3. Bachmann K, Thebis J, Heynen HP, Graf N (1967) Die drahtlose Blutdruckregistrierung unter physiologischen Belastungen. Verh dtsch Ges Kreisl Forsch 33: 185
4. Baumgart P, Fiedler V, Walger P, Tenschert W, Vetter H (1986) Ambulantes 24-h-Blutdruckmonitoring vor und nach der Dilatation von Nierenarterienstenosen. Schweiz Med Wochenschr 15, 116 (46): 1623-6
5. Baumgart P, Rahn KH (1990) Morgendlicher Blutdruckanstieg: vor oder nach dem Aufwachen? Klin Wochenschr 16, 68 (6): 320-3
6. Baumgart P, Walger P, Dorst KG, von Eiff M, Rahn KH, Vetter H (1989) Can secondary hypertension be identified by twenty-four-hour ambulatory pressure monitoring? J Hypertens 7 (suppl 3): 25-28
7. Baumgart P, Walger P, Fuchs G, Dorst KG, Vetter H, Rahn KH (1989) Twenty-four-hour blood pressure is not dependent on endogenous circadian rhythm. J Hypertens 7: 331-34
8. Baumgart P, Walger P, Gerke M, Dorst KG, Vetter H, Rahn KH (1989) Nocturnal hypertension in renal failure, haemodialysis and after renal transplantation. J Hypertens 6 (suppl 7): 70-71
9. Baumgart P (1989) 24-Stunden-Blutdruck bei primärer und sekundärer Hypertonie. Herz 14 (4): 246-50
10. Baumgart P (1991) Ambulante Langzeitblutdruckmessung: Was ist normal? Z Kardiol 80 (Suppl 1): 29-32
11. Bevan A, Honour AJ, Stott FG, (1966) Portable Recorder for Continous Arterial Pressure Measurements in Man. J Physiol 186: 3
12. Birkenhäger WH (Hrsg.) (1992) Die Praxis der Hypertoniebehandlung. Kluwer, Dordrecht Boston London
13. Braunwald E, Isselbacher KJ, Petersdorf RG, Wilson JD, Martin JB, Fauci AS (111987) Harrison's Principles of internal medicine. McGraw-Hill, New York
14. Broadhurst P, Brigden G, Dasgupta P, Lahiri A, Raftery EB (1990) Ambulatory intraarterial blood pressure in normal subjects. Am Heart J 120 (1): 160-6
15. Broadhurst P, Hughes LO, Raftery EB (1990) Non-invasive ambulatory blood pressure monitors: a cautionary note. J Hypertens 8 (7): 595-7

16. Brügmann U, Luther M (1991) 24-Stunden-Blutdruckmessung: Validierung eines neuen automatischen Geräts. Fortschr Med 35: 717-20
17. Casale PN, Devereux RB, Milner M, Zullo G, Harshfield GA, Pickering TG, Laragh JH (1986) Value of echocardiographic measurement of left ventricular mass in predicting cardiovascular morbid events in hypertensive men. Ann Int Med 105: 173-178
18. Cheung DG, Gasster JL, Weber MA (1989) Assessing duration of antihypertensive effects with whole-day blood pressure monitoring. Arch Intern Med 149 (9): 2021-5
19. Clark S, Fowlie S, Coats A, Radaelli A, van der Putt M, Bird R, Conway J (1991) Ambulatory blood pressure monitoring: validation of the accuracy and reliability of the TM-2420 according to the AAMI recommendations, J Hum Hypertens 5 (2): 77-82
20. Coats AJS (1990) Reproducibility or variability of casual and ambulatory blood pressure data: implications for clinical trials. J Hypertens 8 (suppl 6): 17-20
21. Consensus Document on Indirekt Ambulatory Monitoring (1990) J Hypertens 8 (suppl 6): 135-140
22. Conway J, Coats A (1989) Value of ambulatory blood pressure monitoring in clinical pharmacology. J Hypertens 3 (suppl 7): 29-32
23. Conway J (1986) Blood pressure and heart rate variability. Editorial Review. J Hypertens 4: 261-63
24. De Gaudemaris R, Mallion JM, Battistella P, Battistella B, Siche JP, Blatier JF, Francois M (1987) Ambulatory Blood Pressure and Variability by Age and Sex in 200 Normotensive Subjects: Reference Population Values. J Hypertens 5 (suppl 5): 429-430
25. Devereux RB, Pickering TG (1988) Relationship between ambulatory and exercise blood pressure and cardiac structure. Am Heart J 116 (4): 1124-33
26. Edmonds D, Förster E, Groth H, Greminger P, Siegenthaler W, Vetter W (1985) Does self-measurement of blood pressure improve patient compliance in hypertension? J Hypertens 3 (suppl 1): 31-34
27. Flapan AD, Stewart SE, McDougal F, Padfield PL (1987) Is self home-monitoring of blood pressure as good as 24-hour ambulatory monitoring. J Hypertens 5 (suppl 5): 491-93
28. Graettinger WF, Lipson JL, Cheung DG, Weber MA (1988) Validation of portable noninvasive blood monitoring devices: Comparisons with intra-arterial and sphygmomanometer measurements. Am Heart J 116: 1155-1160
29. Gremminger P, Grüne S, Steiner A, Bättig B, Vetter W (1991) Fehlermöglichkeiten in der Diagnostik und Therapie der Hypertonie. Schweiz med Wschr 121: 677-682
30. Hany S, Baumgart P, Frielingsdorf J, Vetter H, Vetter W (1987) Circadian Blood Pressure Variability in Secondary and Essential Hypertension. J Hypertens 5 (suppl 5): 487-489
31. Harshfield GA, Alpert BS, Willey ES, Somes GW, Murphy JK, Dupaul LM (1989) Race and gender influence ambulatory blood pressure patterns of adolescents. Hypertension 14: 598-603
32. Heinrichs S, Eckes L (1990) Biorhythmik des Blutdrucks: Ist die Tagesrhythmik des Blutdrucks ein relevanter Aspekt der Hypertonie? Herz/Kreislauf 22, 3: 97-102
33. Höfling B, Gehring J, Heinbuch S, v. Hoyningen-Huene K (1991) Reproduzierbarkeit des 24-h-Blutdruckprofils bei der ambulanten automatischen Blutdruckmessung. Dtsch med Wschr 116: 1337-1341
34. Höfling B, v. Hoyningen-Huene K (1991) Effects of different once-a-day medications on 24-hour blood pressure recordings in hypertensives, Chronobiol Intern 6, 6: 477-484
35. Höfling B (1987) Ambulante programmierte Blutdruckmessung über 24 Stunden. Fortschr Med 24: 473-477

36. James GD, Pickering TG, Yee LS, Harshfield GA, Riva S, Laragh JH (1988) The reproducibility of average ambulatory, home, and clinic pressures. Hypertension 11: 545-549
37. Kees B (1990) 24-Stunden-Blutdruckmessung an ambulanten Patienten. Periskop 11: 5-9
38. Krakoff LR, Eison H, Phillips RH, Leiman SJ, Lev S (1988) Effect of ambulatory blood pressure monitoring on the diagnosis and cost of treatment for mild hypertension. Am Heart J 116 (4): 1152-4
39. Krönig B (1991) Entwicklung der direkten und indirekten ambulanten 24-h-Blutdruckmessung. Z Kardiol 80 (Suppl 1): 9-15
40. Lavie C, Schmieder R, Messerli F (1988) Ambulatory blood pressure monitoring: practical considerations. Am Heart J 4, 116: 1146
41. Littler WA, Komsoglu B (1989) Which is the most accurate method of measuring blood pressure? Am Heart J 117: 723-28
42. Mancia G, Casadel R, Mutti E, Trazzi S, Parati G (1989) Ambulatory blood pressure monitoring in the evaluation of antihypertensive treatment. Am J Med 87(6B): 64-69
43. Mancia G (1990) Ambulatory blood pressure monitoring: research and clinical applications. J Hypertens 8 (suppl 7): 1-13
44. Meyer-Sabellek W, Schulte KL, Distler A, Gotzen R (1991) Technische Möglichkeiten und Grenzen der ambulanten 24-h-Blutdruckmessung. Z Kardiol 80 (Suppl 1): 1-7
45. Meyer-Sabellek W, Gotzen R. (Hrsg.) (1988) Indirekte 24-Stunden Blutdruckmessung. Steinkopff, Darmstadt
46. Middecke M, Klüglich M, Holzgreve H (1991) Stellenwert der ambulanten 24-h-Blutdruckmessung in der Diagnostik der milden Hypertonie. Z.Kardiol 80 (Suppl 1): 17-20
47. Middecke M, Mika E, Schreiber MA, Beck B, Waechter B, Holzgreve H (1989) Ambulante indirekte Blutdrucklangzeitmessung bei primärer und sekundärer Hypertonie. Klin Wochenschr 67: 713-716
48. Millar-Craig M, Bishop CN, Raftery EB (1978) Circadian variation of blood pressure. Lancet 15: 795-797
49. O'Brien E, Cox JP, O'Malley K (1989) Ambulatory blood pressure measurement in the evaluation of blood pressure lowering drugs. Editorial review. J Hypertens 7: 243-247
50. O'Brien E, Mee F, Atkins , O'Malley K (1990) Inaccuracy of seven popular sphygmomanometers for home measurement of blood pressure. J Hypertens 8 (7): 621-34
51. O'Brien E, Mee F, Atkins N, O'Malley K (1991) Accuracy of the SpaceLabs 90207, Novacor DIASYS 200, Del Mar Avionics Pressuremeter IV and Takeda TM-2420: ambulatory systems according to British and American criteria. J Hypertens 9 (suppl 6): 332-333
52. O'Brien E, Mee F, Atkins N, O'Malley K (1991) Validation requirements for ambulatory blood pressure mesuring systems. J Hypertens 9 (suppl 8): 13-15
53. O'Brien E, O'Malley K, Cox J, Stanton A (1991) Ambulatory blood pressure monitoring in the evaluation of drug efficacy. Am Heart J: 999-1006
54. O'Brien E, O'Malley K, Sheridan J (1989) The need for a standardized protocol for validating non-invasive ambulatory blood pressure measuring devices. J Hypertens 7 (suppl 3): 19-S20
55. O'Brien E, O'Malley K (1990) Twenty-four-hour ambulatory blood pressure monitoring: a review of validation data. J Hypertens 8 (suppl 6): 11-16
56. O'Brien E, Petrie J, Littler W, de Swiet M, Padfield PL, O'Malley K, Jamieson M, Altman D, Bland M, Atkins N (1990) The British Hypertension Society protocol for the evaluation of automated and semi-automated blood pressure measuring devices with special reference to ambulatory systems. J Hypertens 8 (7): 607-19

57. Palatini P, Pessina AC (1990) A new approach to define the upper normal limits of ambulatory blood pressure. J Hypertens 8 (suppl 6): 65-70
58. Perloff D, Sokolow M, Cowan R (1983) The prognostic value of ambulatory blood pressures. JAMA 29, 249, 20: 2792-2798
59. Perloff D, Sokolow M, Cowan RM, Juster RP (1989) Prognostic value of ambulatory blood pressure measurements: further analyses. J Hypertens 3 (suppl 7): 3-10
60. Pickering TG, Devereux RB (1987) Ambulatory monitoring of blood pressure as a predictor of cardiovascular risk. Am Heart J 114 (4 Pt 2): 925-28
61. Pickering TG, Harshfield GA, Blank S, James GD, Laragh JH, Clark L, Denby L, Pregibon D (1986) Behavioral determinations of 24-hour blood pressure patterns in borderline hypertension. J Cardiovasc Pharmacol 8 (suppl 5): 89-92
62. Pickering Th (1988) The influence of daily activity on ambulatory blood pressure. Am Heart J 116: 1141
63. Pickering Th (1990) Can ambulatory blood pressure monitoring improve the diagnosis of mild hypertension? J Hypertens 8 (suppl 6): S43-47
64. Prince K, Krier Z, Krier JD (1991) Clinical uses of ambulatory blood pressure monitoring. J Hypertens 9 (suppl 1): 7-12
65. Rath W, Schrader J, Guhlke U, Buhr-Schinner H, Haupt A, Kramer A, Kuhn W (1990) 24-Stunden-Blutdruckmessungen im Verlauf der normalen Schwangerschaft und bei hypertensiven Schwangeren. Klin Wschr 2, 68 (15): 768-73
66. Rucker L, Mabourakh S, Onishi R (1990) Treatment decisions in "white coat" hypertension: do we need the whole 24 hours? South Med J 83 (6), 610-2
67. Schächinger H, Schmieder RE (1991) Bedeutung der 24-Stunden- Blutdruckmessung zur Erkennung hypertoniebedingter Endorganschädigungen. Z Kardiol 80 (Suppl 1): 41-47
68. Schrader J, Schoel G, Kandt M, Warneke G, Ruschitzka F, Rath W, Scheler F (1991) Bedeutung der 24-Stunden- Blutdruckmessung bei sekundärer Hypertonie. Z Kardiol 80 (Suppl 1): 21-27
69. Schrader J, Person C, Pfertner U, Buhr-Schinner H, Schoel G, Warneke G, Haupt A, Scheler F (1989) Fehlender nächtlicher Blutdruckabfall in der 24-Stunden-Blutdruckmessung: Hinweis auf eine sekundäre Hypertonie. Klin Wschr 67 (13): 659-65
70. Schulte KL, Meyer-Sabellek W, Liederwald K, Eisenhut C, Distler A, Gotzen R (1991) Erkennung des kardialen Risikos bei Hypertonikern mit Linksherzhypertrophie. Z Kardiol 80 (Suppl 1): 37-40
71. Sokolow M, Werdegar D, Kain HK, Hinman AT (1966) Relationship between level of blood pressure measured casually and by portable recorders and severity of complications in essential hypertension. Circulation 34: 279-298
72. Staessen J, Fagard R, Lijnen P, Thijs L, vanHoof R, Amery A (1990) Reference values for ambulatory blood pressure: a meta-analysis. J Hypertens 8 (suppl 6): 57-64
73. Tenholt M (1991) Prognostische Bedeutung des 24-h-Blutdruckes. Periskop 21: 8-10
74. Tenholt M (1991) Technik der automatischen Blutdruckmessung: Geräte im Vergleich. Periskop 21, 2: 14-17
75. The 1988 report of the joint national committee on detection, evaluation and treatment of high blood pressure, Arch Intern Med. 148 (1988): 1023-1038
76. Untreated mild hypertension. A report by the Management Committee of the Australian Therapeutic Trial in Hypertension. Lancet 23 (1982): 185-191
77. v. Hoyningen-Huene K, Mack B, Gonschior P, Höfling B (1992) Tag-/Nachtrhythmus im 24-Stunden-Blutdruckprofil. Dtsch med Wschr 117: 613-618
78. v. Hoyningen-Huene K (1992) Die Methode der automatischen ambulanten 24-h-Blutdruckmessung und ihr Einfluß auf Diagnosestellung und Therapiekontrolle der arteriellen Hypertonie, Dissertation der Medizinischen Fakultät der Ludwig-Maximilians-Universität München, in Vorbereitung

79. v. Pölnitz A, Höfling B (1990) Normalwerte der ambulanten Blutdruckmessung (ABDM). Forschung und Praxis 108: 6
80. v. Pölnitz A, Höfling B (1989) Validation of the SpaceLabs Model 90202, a non-invasive ambulatory blood pressure monitoring device: intra-arterial and mercury column comparison study. J Ambulat Monitoring 2: 169
81. v. Pölnitz A, Lorenz H-M, Höfling B (1990) 24-h-Blutdruckprofil: Wirkung von Enalapril bzw. Captopril, kombiniert mit Hydrochlorothiazid. Münchn medWschr 132: 643
82. Verdecchia P, Schillaci G, Guerrieri M, Gatteschi C, Benemio G, Boldrini F, Porcellati C (1990) Circadian blood pressure changes and left ventricular hypertrophy in essential hypertension Circulation 81(2): 528-36
83. Vetter W, Feltkamp H (1991) Ambulante kontinuierliche Blutdruckmessung (ABPM) vs. Blutdruckselbstmessung. Z Kardiol 80 (Suppl 1): 49-51
84. Waeber B, Burnier M, Perret F, Nussberger J, Brunner HR (1989) Ambulatory blood pressure measurement antihypertensive therapy. J Hypertens 3 (suppl 7): 33-9
85. Weber MA, Tonkon MJ, Klein RC (1987) Effect of antihypertensive therapy on the circadian blood pressure pattern. Am J Med 5, 82(1A): 50-2
86. Wehling M, Theisen K (1990) Ambulante 24-Stunden-Blutdruckmessung. Dtsch Med Wschr 115: 1960-62
87. White LB, Lund-Johansen P, McCabe EJ, Omvik P (1989) Clinical evaluation of the Accutracker II ambulatory blood pressure monitor: assessment of performance in two countries and comparison with sphygmomanometry and intra-arterial blood pressure at rest and during exercise. J Hypertens 7: 967-975
88. White W (1986) Assessment of patients with office hypertension by 24-hour noninvasive ambulatory blood pressure monitoring. Arch Intern Med 146(11): 2196-9
89. Wiegmann TB, Herron KG, Chonko AM, MacDougall ML, Moore WV (1990) Recognition of hypertension and abnormal blood pressure burden with ambulatory blood pressure recordings in type I diabetes mellitus. Diabetes 39(12): 1556-60
90. Zachariah PK, Sheps SG, Smith RL (1989) Clinical use of home and ambulatory blood pressure monitoring. Mayo Clin Proc 64 (11): 1436-46
91. Zeitler HP (1991) Ambulante Blutdrucklangzeitmessung (ABPM) in der Praxis des niedergelassenen Arztes. Z Kardiol 80 (Suppl 1): 33-36
92. Zrazzi S, Mutti E, Frattola A, Imholz B, Parati G, Mancia G (1991) Reproducibility of non-invasive and intra-arterial blood pressure monitoring: implications for studies on antihypertensive treatment. J Hypertens 9: 115-119

Stichwortverzeichnis

Accutracker II 16
Akutsymptome 3

Belastungshypertonie 48
Blutdruckmessung,
   auskultatorische 10, 12
Blutdruckmessung,
   oszillometrische 11, 13
Blutdruckvariabilität 44

CH-Druck 16

Definition 4
Diabetes mellitus 53, 65
Diagnosestellung 66, 72

Elektrokardiogramm, 24 h 18
Energieträger 14

Folgeschäden 4

Gerätetypen 12, 85
Gewicht 14
Grenzmittelwert, 24 h 44
Grenzwerthypertonie 5

Herzinsuffizienz 41, 77f, 87
Herztransplantation 64
Hypertonie, milde 5
Hypertonie, schwere 5
Hypertonie, sekundäre 53

Invasive Methoden 9

Kinder 64
Kontrazeptiva 61

Manschettengrößen 29
Medikamenten-Nebenwirkungen 74
Meßbereich 14

Nierenarterienstenose 61, 62, 63
Niereninsuffizienz 60
Nierentransplantation 60
Normwerte 42, 49

Organschädigung 5, 44, 49, 50

Patientenakzeptanz 14, 20
Phäochromozytom 67
Praxishypertonie 46, 69
Pulse-Trend 16

Reproduzierbarkeit 34
Risikofaktoren 3

Schwangerschaft 61
Selbstmessung 82, 83
SpaceLabs 16
Standardisierungsnormen 29

Tag-/Nachtrhythmus 43, 50, 53
Technische Daten 14, 15, 16, 85
Therapiekontrolle 7, 73, 76
TM-2420 16
Todesursachen 1

Validierung, biologische 28
–, technische 28

White-Coat-Hypertension 46

Zirkadiane Rhythmik 53, 64

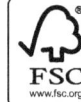

MIX
Papier aus verantwortungsvollen Quellen
Paper from responsible sources
FSC® C105338

If you have any concerns about our products,
you can contact us on
ProductSafety@springernature.com

In case Publisher is established outside the EU,
the EU authorized representative is:
**Springer Nature Customer Service Center GmbH
Europaplatz 3, 69115 Heidelberg, Germany**

Printed by Libri Plureos GmbH
in Hamburg, Germany